HANNS-CHRISTIAN GUNGA

Am Tag zu heiß und nachts zu hell

Was unser Körper kann – und warum er heute überfordert ist

Mit Illustrationen von
Mona Leinung und Johanna Willke

ROWOHLT

Originalausgabe
Veröffentlicht im Rowohlt Verlag, Hamburg, September 2019

Satz aus der Adriane Text, InDesign,
bei Pinkuin Satz und Datentechnik, Berlin
Druck und Bindung CPI books GmbH, Leck, Germany
ISBN 978-3-498-02540-3

INHALT

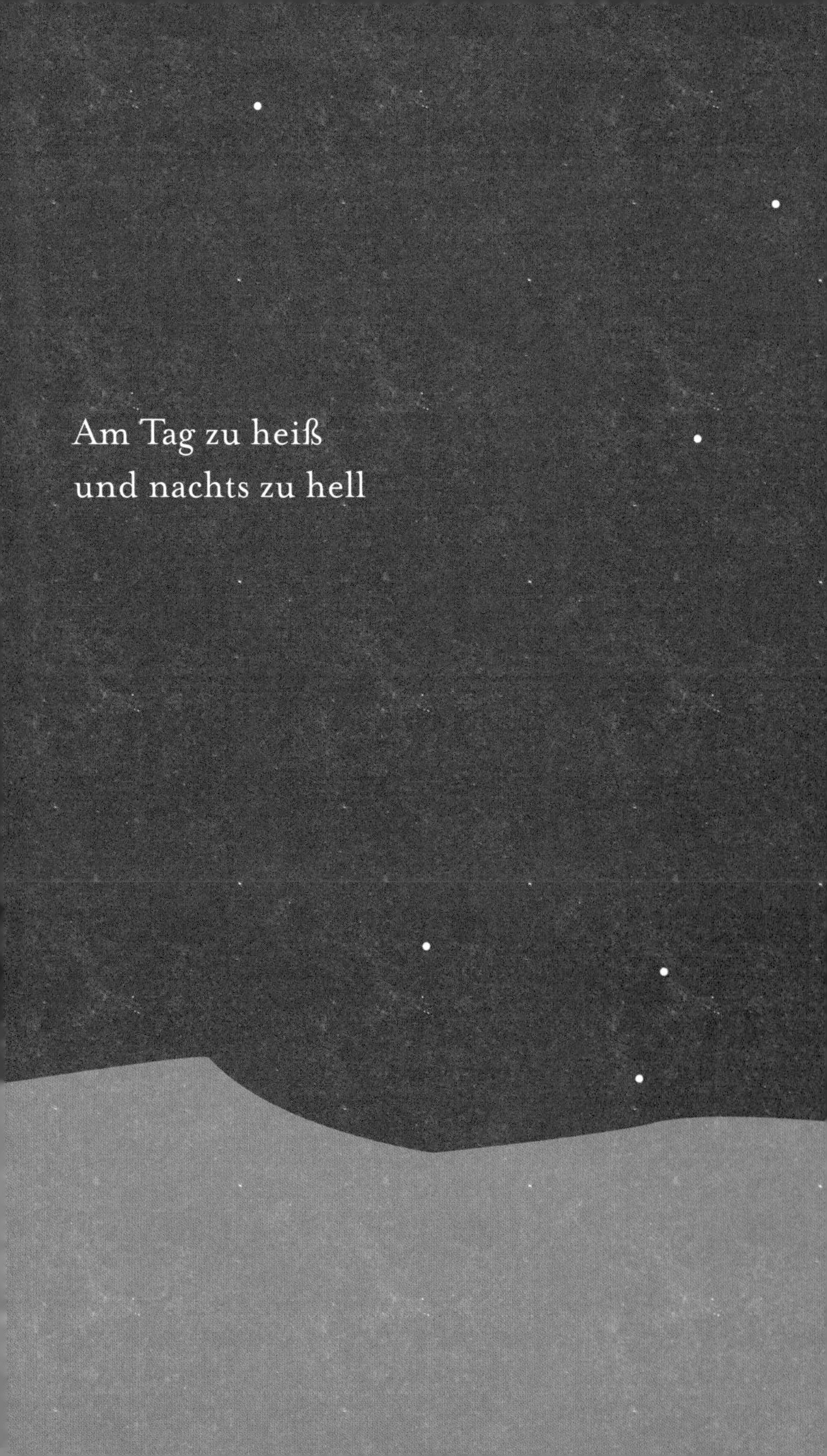
Am Tag zu heiß
und nachts zu hell

PROLOG

2018 war das wärmste Jahr im Temperaturdurchschnitt seit Beginn der Wetteraufzeichnungen 1881. Im Mittel lagen die Lufttemperaturen circa zwei Grad Celsius über den Temperaturen, die in den vergangenen 50 Jahren in Deutschland gemessen wurden. Die Landwirtschaft wies drastische Einbußen auf, und Waldbrände hielten in ganz Deutschland die Bevölkerung in Atem. Und auch dieser Sommer war europaweit von extremer Hitze geprägt. Im Juni hatten wir den heißesten je für diesen Monat aufgezeichneten Tag. Bilder von ausgetrockneten Flüssen und schrumpfenden Gletscherzungen in den Hochgebirgen Europas verstärken den Eindruck einer dramatischen Entwicklung. Das gute Wetter macht viele misstrauisch. Kein Wunder also, dass diese klimatischen Jahrhundertereignisse das Bewusstsein für die Folgen eines Klimawandels geschärft haben; dass das Thema nun die gesellschaftliche Debatte und auch die Politik bestimmt.

Diese nicht endenden Sonnentage haben uns vor Augen geführt, dass auch der Mensch mit seiner Physiologie für höhere Umgebungstemperaturen nicht geschaffen ist. Vielen ist es im Sommer in Deutschland schlicht zu heiß – und erst recht in Frankreich, wo in Gallargues-le-Montueux mit 45,9 Grad Celsius am 28. Juni 2019 nach Angaben des französischen Wetterdiensts die höchste Temperatur im Land seit Beginn der Wetteraufzeichnungen gemessen wurde. Und wenn schon in Nordeuropa vor allem ältere Menschen wegen der Hitze Hilfe bei Ärzten suchen oder in die Notaufnahmen eingeliefert werden mussten, wird deutlich, dass die bisher scheinbar geringen Klimaveränderungen in anderen Regionen der Welt noch viel katastrophalere Auswirkungen haben werden. In Afrika, südlich der Sahara, wo 320 Millionen Menschen leben, sind die Temperaturen in den Sommermonaten schon heute im Grenzbereich dessen, was ein Mensch ertragen kann. Insbesondere dann, wenn er gleichzeitig schwere körperliche Arbeit in einer heißen und feuchten Umgebung verrichtet. Unter diesen Umweltbedingungen steigt die physische Belastung exponentiell und überfordert selbst eine an die Verhältnisse angepasste Bevölkerung. Die Menschen in dieser Region werden gezwungen sein, entweder ihre Arbeitszeit am Tag merklich zu verkürzen oder physische Arbeiten in die frühen Morgen- oder Abendstunden zu verlegen – was in Afrikas Subsistenzwirtschaft kein Überleben sichern kann. Damit ist leicht nachvollziehbar, welche Auswirkungen ein Klimawandel auf die Ernährungssituation, auf die gesellschaftlichen Systeme und die daraus resultierenden Migrationsbewegungen haben wird: Der Klimawandel verkleinert den Lebensraum des Menschen – weil er den menschlichen Körper überfordert.

Doch das Klima stellt bei weitem nicht die einzige Überforderung dar. In den Metropolen dieser Welt, wo seit 2008 erstmals mehr Menschen leben als auf dem Land, wirken räumliche Enge und allgegenwärtiges Licht unseren natürlichen Bedürfnissen entgegen. Schichtarbeit und Flugreisen über mehrere Zeitzonen hinweg bringen unseren Rhythmus durcheinander. Die Auflösung familiärer Strukturen führt zu sozialer Vereinsamung. Gleichzeitig suchen wir selbst die körperliche Überforderung: Wir tauchen in die Tiefe, steigen auf Berge und veranstalten eine Fußball-WM in Katar, wo es viel zu heiß ist für ein solches Sportturnier. Wir essen zu viel und hungern danach, wir nehmen Drogen und bringen unseren Körper so aus dem Takt, wir optimieren und tätowieren ihn, und statt zu schlafen, schauen wir auf Bildschirme: Unser Körper muss sich immer auch den veränderten *sozialen* Umwelten anpassen.

All diesen Formen körperlicher Leistungsfähigkeit, aber eben auch der Überforderung unseres Körpers wird in dem vorliegenden Buch nachgegangen, einschließlich der Frage, ob wir, wenn es zu ungemütlich auf der Erde werden sollte, körperlich in der Lage wären, auf einem anderen Planeten wie dem Mars weiterzuleben.

Die Grenzen des Körpers sind die Grenzen des Menschen – und dieses Buch handelt von Menschen in physischen und psychischen Extremsituationen. Die Physiologie ist die Wissenschaft und die Lehre vom Leben, von den normalen Lebensvorgängen und insbesondere von den physikalischen Funktionen des Organismus. Letztere werden unter anderem durch Umwelteinflüsse wie Temperatur, Druck und Schwerkraft beeinflusst. Hinzu kommt, dass es besonders in Extremsituationen entscheidend sein kann, wie eine Belastung empfunden wird. So wird eine physiologische Fragestellung gleichermaßen zu einer psychologischen: Wie wirkt sich Einsamkeit, das Alleinsein, physiologisch auf den Menschen aus?

Den Kapiteln sind unterschiedliche Beispiele von Extremerfahrungen vorangestellt, die sich mit dem Leben und Überleben in einer spezifischen extremen Umwelt beschäftigen. Das kann die Arktis sein, der Weltraum, die Wüste, das Meer oder andere lebensfeindliche Umgebungen. Mit ihrer Hilfe werden die physiologischen Grundlagen des Körpers beschrieben. Es ist keine wissenschaftliche Abhandlung. Soll es auch nicht sein. Mein Buch soll neugierig machen und zeigen, wie eigentümlich das Leben ist und wie eigentümlich es gerade unter Extrembedingungen verlaufen kann.

KAPITEL 1

Temperatur

Am 18. März 1943 tauft die Crew des 514. Bombergeschwaders der United States Army Air Forces ihren B-24D Liberator Bomber auf den Namen *Lady Be Good* – nach dem gleichnamigen Musical von Ira und George Gershwin. Ort des Geschehens: die Flugbasis in Soluch nahe Benghazi in Libyen. Wenige Tage darauf, am Nachmittag des 4. April, startet die Crew zu ihrem ersten Einsatz in Richtung Neapel. An Bord sind Pilot William Hutton, Copilot Robert Toner, Navigator Dp Hays, Bomberschütze John Woravka, Flugingenieur Harold Ripslinger, Funker Robert LaMotte und die Schützen Guy Shelley, Vernon Moore und Samuel Adams. Die Witterungsverhältnisse sind jedoch so widrig, dass die Crew kurz vor dem Ziel umkehren muss. Sie wirft die Bomben über dem Mittelmeer ab und fliegt zur Basis zurück. Das Unwetter erschwert die Navigation. Funker LaMotte versucht mehrmals, Kontakt zur Basis aufzunehmen. Vergeblich. Warum, bleibt unklar. Die Maschine fliegt in der Nacht über den Stützpunkt Soluch hinweg in die Libysche Wüste. Als die Tankreserven zur Neige gehen, beschließt die Crew, ihren Bomber aufzugeben. Um zwei Uhr nachts legen die Männer ihre Fallschirme an und landen unverletzt am Boden, nur von Woravka fehlt jede Spur.

Zu diesem Zeitpunkt ist die Maschine bereits 650 Kilometer über ihr Ziel hinausgeflogen. 25 Kilometer weiter stürzt das Flugzeug führerlos in den Sand der Wüste. Die Air Base vermutet den Absturz der Maschine über dem Mittelmeer und sucht dort ohne Erfolg. 1958, fünfzehn Jahre später, sichtet ein Geologen-Team bei einem Erkundungsflug über Libyen Spuren und Wrackreste in der Sandwüste von Calanscio. Doch erst ein Jahr darauf wird die Fundstelle untersucht: Es ist die vermisste *Lady Be Good.* Das Untersuchungsteam stößt auf ein voll funktionsfähiges Bugrad und auf ein Maschinengewehr Kaliber 50, das bei Betätigung des Abzugs prompt losfeuert. Außerdem auf Fallschirme, ein intaktes Funkgerät, Wasserbehälter und eine halbvolle Kanne mit Kaffee. Einige Monate später entdeckt ein Ölsuchtrupp etwa 130 Kilometer nördlich der Absturzstelle sechs Leichname im Wüstensand: Es sind die sterblichen Überreste von Hutton, Toner, Hays, Ripslinger, LaMotte, Shelley und Adams. Woravkas Leichnam wird später an anderer Stelle gefunden, offenbar hatte sich sein Fallschirm nicht vollständig geöffnet. Beim Copiloten Toner und beim Flugingenieur Ripslinger findet der Suchtrupp handgeschriebene Tagebücher, die detailliert Aufschluss geben über die letzten acht Tage der Crew und ihren verzweifelten Überlebenskampf in einer extremen Umgebung – der Wüste.

Offensichtlich war die Crew zunächst in guter Verfassung, trotz extrem heißer Tage und kalter, schlafloser Nächte. Toner notiert am Absturztag: «Sonntag, 4. April: Neapel – 28 Maschinen – ganz schön was los. Orientierung auf dem Rückflug verloren, kein Treibstoff mehr, ausgestiegen, in der Wüste gelandet. 2 Uhr morgens, niemand ernstlich verletzt. Können John nicht finden, aber alle anderen sind da.» Nach einem Tag schreibt er: «Montag, 5. April: Beginnen zu laufen, immer noch kein John, ein paar Rationen gegessen. Nur eine halbe Feldflasche voll Wasser, eine Verschlusskappe pro Tag. Sonne ziemlich heiß. Kühle Brise von Nordwesten. Nachts sehr kalt.» Ripslinger bemerkt am zweiten Tag: «Sonne sehr heiß, kein Lüftchen, der Nachmittag war die Hölle, keine Flugzeuge. Bis 17 Uhr gerastet. Marsch und Pause, die ganze Nacht lang. 15 Minuten laufen, 5 Minuten rasten.» Nach dem dritten Tag in der Wüste gehen die Wasservorräte zur Neige. Am vierten Tag: «Stoßen auf Sanddünen, fühlen uns sehr elend, kühler Wind, bläst aber Sand ins Gesicht. Alle sind jetzt sehr schwach, glauben, Sam und Moore sind fertig. La Motte kann nicht mehr sehen, die Augen der anderen sind auch schlecht. Gehen weiter N. W.» Am Tag darauf: «Shelley, Rip und Moore trennen sich von uns und wollen Hilfe holen, der Rest von uns allen sehr schwach, Augen schlecht. Kein Fortkommen, alle wollen sterben, nur noch sehr wenig Wasser, nachts 35 Grad [Fahrenheit = 1,7 Grad Celsius], guter N Wind, kein Unterschlupf, 1 Fallschirm übrig.» Samstag, den 10. April 1942: «Noch wird um Hilfe gebetet. Überhaupt keine Zeichen von irgendetwas, ein paar Vögel; guter Wind von Norden, jetzt sehr schwach, kann nicht laufen, Schmerzen überall, alle wollen nur noch sterben. Nächte sind kalt, kein Schlaf.» Einen Tag später notiert er: «Warten immer noch auf Hilfe, immer wieder Gebete, Augen schlecht, stark [unleserlich], Schmerzen am ganzen Körper, könnten es schaffen, wenn wir Wasser hätten; gerade noch so viel übrig, um unsere

Zunge hineinzustecken, haben Hoffnung auf baldige Rettung, keine Erholung, immer noch derselbe Platz.» Schließlich, am achten Tag in der Wüste, findet sich in seinem Tagebuch die Notiz: «Montag 12. Noch keine Hilfe, [unleserlich] kalte Nacht.»

Dies war Toners letzte Eintragung. Vermutlich verstirbt er noch am selben Tag. Ripslinger, Moore und Shelley, die die Gruppe verlassen hatten, um Hilfe zu suchen, ergeht es ähnlich. Am Samstag, den 10. April, notiert Ripslinger noch: «Ganzen Tag und Nacht gewandert. Schlage vor, Guy, Moore und ich machen alleine weiter.» Am achten Tag auch hier die letzte Eintragung: «Palm-Sonntag. Versuchen noch immer, aus den Sanddünen herauszukommen und Wasser zu finden.» Ripslingers sterbliche Überreste werden 34 Kilometer vom letzten Lagerplatz dieser Gruppe entfernt gefunden, Shelleys 44 Kilometer davon. Dass die Suchtrupps die Leichname überhaupt finden konnten, hatte einen Grund: Die Männer hatten ihre Marschroute mit Kleidungsstücken und Gegenständen markiert. Sie formierten mit Hilfe ihrer Stiefel einen Pfeil und beschwerten die Stiefel mit Steinen. So lagen diese auch 17 Jahre später noch an ihrem Platz. Die detaillierte Beschreibung ihres körperlichen und geistigen Niedergangs macht die Geschichte der Besatzung der *Lady Be Good* zu einer eindrucksvollen Fallstudie über die Auswirkung extremer Temperaturen auf den menschlichen Körper. Und sie wirft die Frage auf, ob die Crew hätte überleben können, wenn sie sich vielleicht anders verhalten hätte. Wo liegen die Grenzen des Wasserverlustes, die ein Mensch ertragen kann? Hatten die Flieger, vollkommen unvorbereitet auf die Lage, in der sie sich wiederfanden, überhaupt eine Chance?

Die Grenzen der thermischen Belastung des Menschen werden vor allem durch zwei Faktoren bestimmt, die physikalischen Mechanismen des Wärmeaustausches und die Temperaturregulation des Menschen. Die wiederum ergibt sich aus dem komplexen Zusammenspiel zeitgleich ablaufender physiologischer Veränderungen im Herz-Kreislauf-System, im Flüssigkeitshaushalt und in der Regulation der Körpertemperatur. Kurz gesagt funktioniert der Mensch nur bei einer Körperkerntemperatur zwischen 36 und 37,5 Grad Celsius optimal. Nicht viel Spielraum, keine zwei Grad, wenn man bedenkt, dass der absolute Nullpunkt bei –273,15 Grad Celsius liegt und im Universum bis zu viele Millionen Grad Celsius herrschen können. Die Aufgabe, die Körpertemperatur in diesem engen Bereich zu halten, hat der Hypothalamus, eine evolutionär sehr alte Region des Gehirns. Er sorgt dafür, dass ein Gleichgewicht zwischen Zufuhr von Wärme, Wärmebildung im Stoffwechsel und Wärmeabgabe besteht. Erst diese konstante Körpertemperatur ermöglicht es anderen wichtigen Systemen, wie zum Beispiel dem Herz-Kreislauf-System, ihre zentralen Aufgaben wahrzunehmen. Bereits bei einem Anstieg der Körpertemperatur auf 38 Grad Celsius leidet die Leistungsfähigkeit des Gehirns.

Sogenannte endotherme Organismen wie der Mensch haben durch einen permanent hohen Stoffwechsel eine hohe «Betriebstemperatur» und sind dadurch ständig einsatzbereit – anders als ektotherme Lebewesen wie Reptilien, deren Aktivität stark von der Umgebungstemperatur abhängt. Diese Betriebstemperatur des Menschen muss konstant bei 37 Grad Celsius gehalten werden, da Temperaturen von nur ein bis zwei Grad darüber unter anderem zur vermehrten Produktion von Sauerstoffradikalen führen, die die Zellmembranen im Körper schädigen. Geringfügige Körpertemperatursenkungen beeinträchtigen umgekehrt den Transport von Elektrolyten in die Zelle und aus ihr heraus. Das System der Temperaturregulation kann man mit einem technischen Regelkreis aus verschiedenen Gliedern vergleichen. Man kennt das von der eigenen Hausheizung. Die Regelgröße ist die Körpertemperatur, sie ist ein sich aus den lokalen Temperaturen vieler Körperstellen ergebender integrativer Wert. Bei der Hausheizung wären dies die Temperatursensoren in den verschiedenen Zimmern des Hauses. Zur Erfassung der aktuellen Körpertemperatur verfügt das Nervensystem des Menschen über zahlreiche Sensoren in der Körperschale und im Körperkern. Im vorderen Hypothalamus werden die aktuellen Temperaturen aus Körperschale und Körperkern gesammelt, zusammen verrechnet und mit dem generierten Sollwert von 37 Grad Celsius in der Schaltzentrale verglichen. Weichen Istwert und Sollwert voneinander ab, können durch das autonome Nervensystem über ableitende vegetative Nervenfasern vom Hypothalamus verschiedene Stellglieder im Regelkreis angesprochen werden. Liegt der Istwert der Körpertemperatur über dem Sollwert, werden all jene Mechanismen, die einen weiteren Anstieg der Körpertemperatur hervorrufen könnten, gedämpft: Wir hören auf zu arbeiten, wenn es draußen zu heiß wird, und legen, wie in südlichen Ländern Europas üblich, einfach eine Siesta ein. Gleichzeitig werden die Mechanismen der Wärmeabgabe verstärkt, Gefäße in der Körperschale erweitern sich, und das Schwitzen nimmt zu. Die bewussten Empfindungen, ob es einem zu warm oder zu kalt ist, werden in der Großhirnrinde etwa im sensorischen Kortex erzeugt. Dieser erhält Erregungen aus dem Körperinnern sowie der Körperschale. Die ideale Umgebungstemperatur für den Körper ist 21 Grad (angezogen) oder 28 Grad Celsius (nackt): Dann muss er am wenigsten Energie investieren, um den Wärmehaushalt zu regulieren.

WÄRMEREGULIERUNG

Schon geringfügige Veränderungen der Körperkerntemperatur fordern den Körper unverzüglich zu Gegenmaßnahmen auf. Die hierfür zur Verfügung stehenden autonomen Mechanismen – also jene Abläufe, die wir nicht willentlich beeinflussen können – sind überschaubar: der «innere Wärmetransport» und der Wärmeaustausch mit der Umgebung. Bei Wärmebelastung werden Hautgefäße durch Botenstoffe und Nerven geöffnet. Die Durchblutung wird erhöht, und die Haut rötet sich. Bei Kälte hingegen werden die Gefäße geschlossen, die Haut ist blass, und die Wärmeverluste werden durch den Verschluss vermindert. Wichtig für die Regulierung der Körpertemperatur sind spezielle Schleusen in den Blutgefäßen, die das tiefe und oberflächliche Gefäßsystem verbinden. So funktioniert der Wärmetransport vom Körperkern – dazu gehören Leber, Nieren, Herz, Lunge und Gehirn – zur Körperschale, der Haut, zum Beispiel zu den Handinnenflächen, zu den Ohren oder Füßen: Die zunehmende innere Wärmeproduktion durch körperliche Arbeit oder sommerliche Hitze führt zu einer verstärkten Hautdurchblutung an Körperteilen, die eine relativ große Oberfläche bei geringer Masse aufweisen. Sie sind in der Lage, ihre Durchblutung besonders gut zu drosseln oder zu steigern, je nach Bedarf. Wenn man so will, sind sie die Fenster unseres Körpers. Diese Körperteile können ihre Durchblutung extrem variieren und so die abgegebenen Wärmemengen regulieren. Die Finger können hierfür ihre Durchblutung um das 600fache steigern – kein Wunder, dass man den Ring dann kaum noch vom Finger bekommt.

Physikalisch gesehen stehen für den Wärmeaustausch mit der Umgebung vier Mechanismen zur Verfügung: Konvektion, Konduktion, Strahlung und Evaporation (Abbildung 1). Die Konvektion ist der Wärmetransport mit Hilfe eines bewegten Mediums Luft oder Wasser. Blut als bewegtes Medium im Körper übernimmt konvektiv den Wärmetransport von den Muskeln zur Haut; die vom Copiloten Toner im Tagebuch Wüste beschriebene «Kühle Brise von Nordwesten» ist genau dieser effektive konvektive Wärmetransport von Luft. Konduktion hingegen ist Wärmeleitung in einem ruhenden Medium. Die Wärme wird hier von Atom zu Atom weitergegeben. Im Körper findet der konduktive Wärmetransport im Gewebe statt. Außerhalb des Körpers dort, wo der Körper in direktem Austausch mit Oberflächen und

Gegenständen ist: Wenn Sie jetzt bequem auf einer Couch liegen sollten, dann findet Konduktion dort statt, wo Sie mit Rücken und Beinen im Kontakt zum Polster sind. Unangenehmer wird es, wenn konduktiver Wärmetransport am Bügeleisen erfolgt. Dann werden große Wärmemengen von außen in kurzer Zeit der Haut zugeführt, und es kommt unweigerlich zu Verbrennungen mit Blasenbildung. Aber in der Regel ist unsere Umgebung kühler als unsere Körperoberfläche, und so können wir unsere überschüssige Wärme an die Umgebung abgeben. Die so abgeführten Wärmemengen beim ruhenden Menschen lassen sich relativ gut abschätzen. Pro Quadratmeter Hautoberfläche und pro Grad Celsius Temperaturdifferenz zwischen Haut- und Umgebungstemperatur werden circa drei Watt abgegeben. Bei einer Umgebungstemperatur von 25 Grad Celsius und einer Hauttemperatur von 33 Grad ergeben sich 24 Watt/Quadratmeter. Für die gesamte 1,7 Quadratmeter große Körperoberfläche eines Erwachsenen entspricht dies der Energie einer Glühbirne.

Der dritte Mechanismus des Wärmeaustauschs ist die Strahlung: Jeder Stoff mit einer Temperatur über dem absoluten Nullpunkt sendet elektromagnetische Strahlung einer bestimmten Wellenlänge aus. Kurze Wellenlängen werden von heißen Objekten abgestrahlt, lange Wellenlängen von kühleren (Abbildung 4). Die ausgestrahlte Wellenlänge hängt also von der Oberflächentemperatur ab. Da Menschen und Tiere im gesamten Temperaturspektrum relativ kühle Objekte sind, strahlen sie im langwelligen Bereich, dem Infrarot. Wie kann man sich die Strahlung und die

ABBILDUNG 1

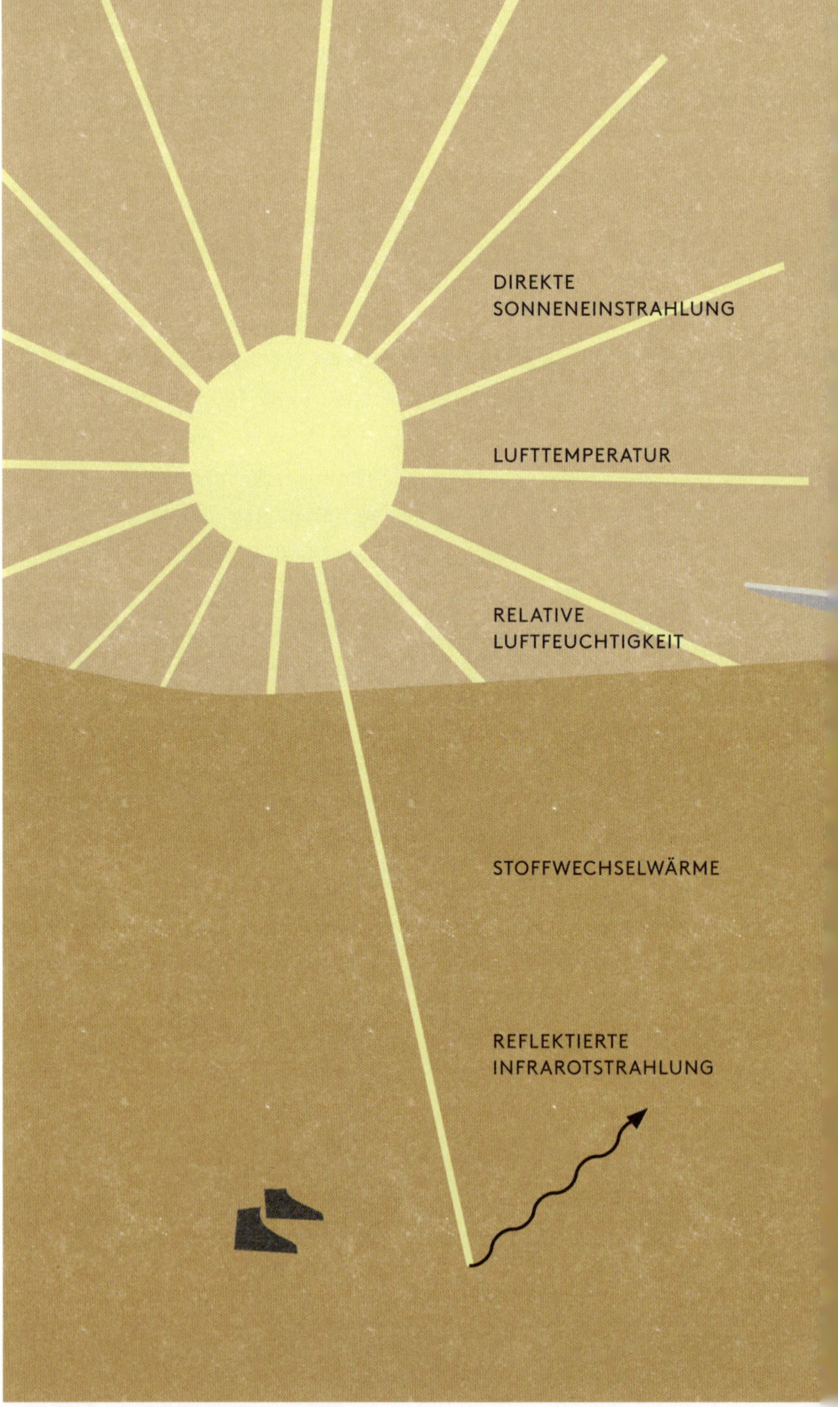
DIREKTE
SONNENEINSTRAHLUNG
LUFTTEMPERATUR
RELATIVE
LUFTFEUCHTIGKEIT
STOFFWECHSELWÄRME
REFLEKTIERTE
INFRAROTSTRAHLUNG

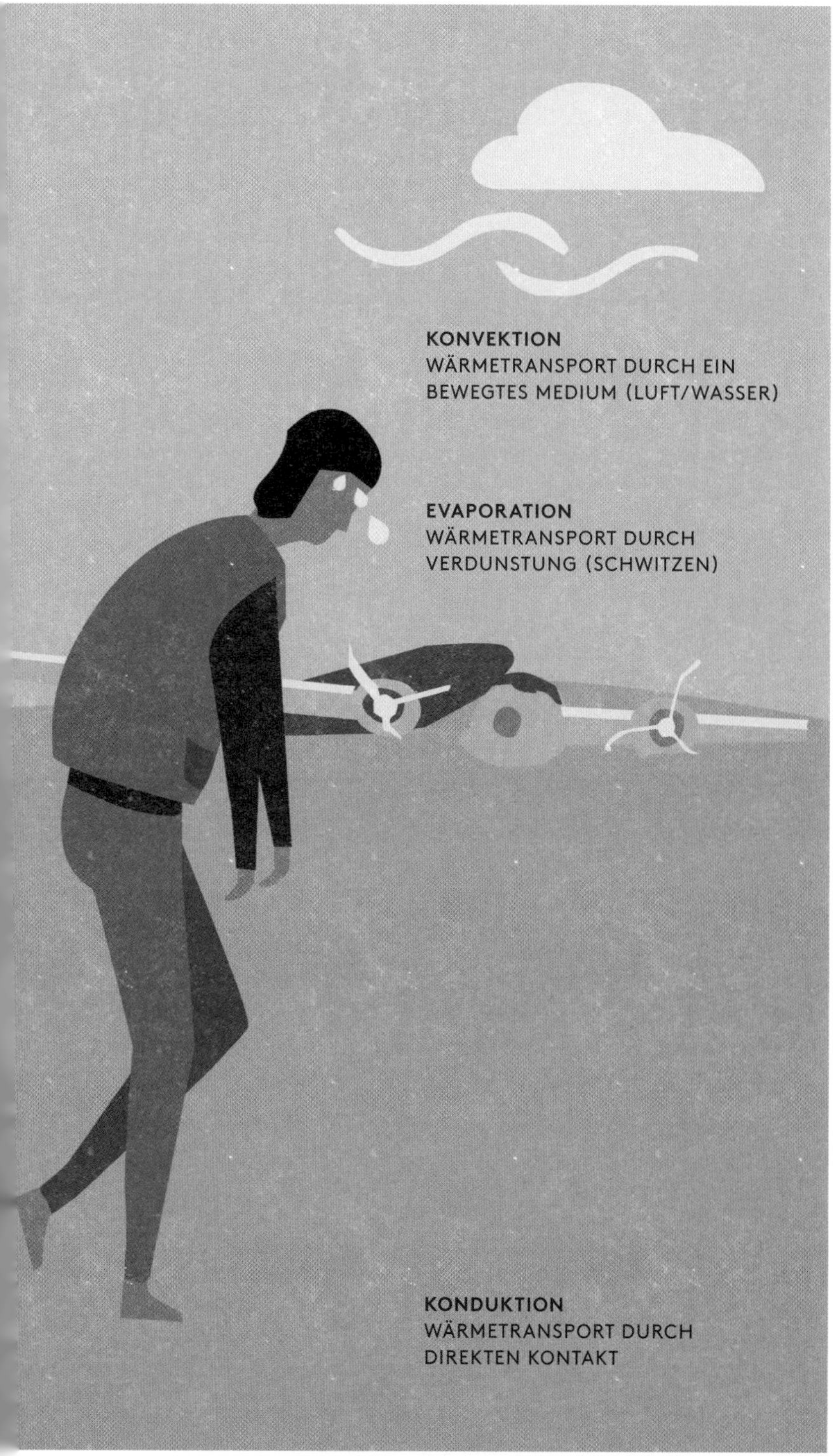
KONVEKTION
WÄRMETRANSPORT DURCH EIN BEWEGTES MEDIUM (LUFT/WASSER)
EVAPORATION
WÄRMETRANSPORT DURCH VERDUNSTUNG (SCHWITZEN)
KONDUKTION
WÄRMETRANSPORT DURCH DIREKTEN KONTAKT

Strahlungsverluste des Körpers besser verständlich machen? Vielleicht so: Legen Sie das Buch aus der Hand und führen Sie die Handinnenflächen an Ihre Wangen bis auf einen Zentimeter Abstand. Halten Sie die Hände in dieser Stellung. Sie werden bemerken: Es wird zunehmend warm. Dieses Gefühl wird dadurch hervorgerufen, dass die Luft im Raum zwischen den Handinnenflächen und den Wangen weitgehend gefangen ist. Die Hautoberflächen strahlen im Infrarotbereich und erwärmen rasch die Luft im Zwischenraum. Wärmefühler (-rezeptoren) in der Haut im Wangen- und Handbereich erfassen die Temperaturänderung. Diese Rezeptoren liegen 500 bis 1500 Mikrometer tief in der Lederhaut und sind unterschiedlich dicht über den Körper verteilt. Unter Ruhebedingungen bei 20 bis 25 Grad Celsius Umgebungstemperatur gibt der Mensch mehr als die Hälfte seiner gesamten Wärmeproduktion in Form dieser Infrarotstrahlung ab. Bei höherer Umgebungstemperatur nimmt der Anteil des Wärmeverlusts durch Strahlung kontinuierlich ab. Ist die Hauttemperatur gleich der Umgebungstemperatur, kann auf diesem Weg dem Körper keine Wärme mehr entzogen werden.

Der vierte Wärmetransportmechanismus des Menschen ist das Schwitzen (die Evaporation oder *perspiratio sensibilis*). Durch diese Wasserverdunstung auf der Hautoberfläche kann dem Organismus Wärme entzogen werden. Bei dem Übergang von einem flüssigen in einen gasförmigen Zustand, hier Wasserdampf, wird Energie benötigt. Bei vollständiger Verdunstung reicht eine Schweißmenge von rund 2 Gramm / Minute aus, um die gesamte beim Grundumsatz des erwachsenen Menschen entstehende Wärme abzuführen. Da der erwachsene Mensch pro Quadratmeter Körperoberfläche maximal 10 bis 15 Gramm/Minute Schweiß produzieren kann, ist die Evaporation, das Schwitzen, der zentrale Mechanismus der Wärmeabgabe. Bei schwerer körperlicher Arbeit können bis zu 90 Prozent der anfallenden Körperwärme über diesen Mechanismus an die Umgebung abgegeben werden. Die Evaporation funktioniert allerdings nur, wenn der von den Schweißdrüsen erzeugte Wasserdampfdruck größer ist als der Wasserdampfdruck in der Umgebung. Im schwül-warmen tropischen Klima oder im Dampfbad kann deshalb der Schweiß nicht verdampfen. Er sammelt sich an der Hautoberfläche und tropft einfach zu Boden. Es kommt zu keiner Kühlung durch Evaporation. Ist hingegen die Luftfeuchtigkeit in der Umgebung niedrig, wie im Wüstenklima, kann der Mensch kurzfristig auch extrem hohe Lufttemperaturen und eine hohe Wärmezufuhr aushalten. Voraussetzung ist natürlich, dass der Körper über genügend Flüssigkeit verfügt.

Denn nicht nur über die Schweißdrüsen, auch über die Atmung verliert der Mensch Flüssigkeit. (Da man diese Flüssigkeitsverluste nicht merkt, bezeichnet man sie wissenschaftlich auch als *perspiratio insensibilis.*) Die Verluste entstehen dadurch, dass der Körper die Einatmungsluft, die in der Regel ziemlich trocken ist, mit eigenem Körperwasser in den Lungen anfeuchten muss. Das Lungengewebe muss feucht sein, um den Gasaustausch in der Lunge mit dem Blut sicherzustellen. Atmet der Mensch die angefeuchtete Atemluft aus, geht ihm Flüssigkeit verloren. Bei angenehmen Umgebungstemperaturen von 25 Grad Celsius beträgt dieser Wasserverlust über die Atmung ungefähr 20 bis 30 Milliliter pro Stunde oder immerhin 400 bis 600 Milliliter/Tag. In extremen Höhen über 5000 Meter kann für einen Bergsteiger – bedingt durch die sehr trockene Höhenluft und die gesteigerte Atmung aufgrund des Sauerstoffmangels – diese Form des Flüssigkeitsverlusts durchaus mehrere Liter pro Tag betragen und der Hauptgrund für die Austrocknung des Körpers beim Höhenaufenthalt sein.

Schwitzen ist eine geniale Erfindung in der menschlichen Evolution. Kein anderes Säugetier kann so gut schwitzen wie der Mensch. Im Schwitzen liegt vermutlich auch ein Grund, warum wir anders als unser nächster Verwandter, der Schimpanse, das ‹Haarkleid› verloren haben: Nackt lässt es sich noch besser schwitzen. Der Verlust einer dichten Körperbehaarung begann bereits vor rund 500 000 Jahren. Die verbliebene Kopfbehaarung dient weiterhin als Schutz des Gehirns vor direkter Sonneneinstrahlung, während das nur noch dünne, flaumartige Körperhaar inzwischen eine andere Funktion erfüllt: Diese Härchen sind feinfühlige Sensoren für Fremdkörper oder Ungeziefer auf dem Körper. Der aufrechte Gang, ein leistungsfähiges Herz-Kreislauf-System und diese schnell aktivierbaren Schweißdrüsen, die uns vor Überhitzung schützen, sind wesentliche Errungenschaften in der Evolution des Menschen. Diese Faktoren verleihen uns einen außerordentlichen Vorteil gegenüber anderen Lebewesen: die Ausdauer. Menschen verfügen – im Allgemeinen – nicht über große Kraft in Armen und Beinen, haben keine scharfen Krallen, kein großes, gefährliches Gebiss, keine Giftzähne. Die Ausdauer ermöglicht uns aber, eine Beute über längere Strecken zu jagen, und der entscheidende Faktor dabei ist unsere Fähigkeit zu schwitzen. Im Durchschnitt stehen dem Menschen für die Schweißabgabe zwei Millionen Schweißdrüsen zur Verfügung. Die sind unterschiedlich dicht über die Körperoberfläche verteilt, von circa 55 pro Quadratzentimeter auf dem Rücken bis 400 pro Quadratzentimeter an Fußsohle und Handinnenfläche. Bei einer mittleren Hauttemperatur von 32 Grad Celsius kommt es zur Aktivierung der Schweißdrüsen über das sympathische Nervensystem. Schweißdrüsen können trainingsabhängig ihre maximale Schweißmenge von 1,5 bis 2 Litern pro Stunde auf bis zu 4 Liter pro Stunde steigern. Nach etwa zwei Wochen gewöhnt sich der Körper an die Hitze, man schwitzt schneller und mehr – vor allem schwitzt man weniger am Körperstamm, dafür mehr an Armen und Beinen. Bei extremer physischer oder Hitzebelastung gehen dem Körper mit dem Schweiß pro Stunde 2,5 bis 5 Gramm Elektrolyte verloren. Allerdings können die Schweißdrüsen «trainiert» werden, um weniger Elektrolyte auszuscheiden. Dieser Anpassungsprozess dauert bei intensivem Hitzetraining ungefähr zwei bis drei Wochen. Die Schweißdrüsen machen dies, indem sie besondere Kanäle aktivieren. Diese sind in der Lage, die Elektrolyte zurückzuhalten, bevor sie mit dem Schweiß ausgeschieden werden. Derartige Mechanismen finden sich auch in den Nieren, die täglich 180 Liter Blut reinigen. Sie erhalten dem Körper lebenswichtige Substanzen und scheiden giftige aus. Sportler und Hitzeakklimatisierte erreichen unter anderem über die Ausschüttung des Hormons Aldosteron eine gesteigerte Rückgewinnung

ABBILDUNG 2

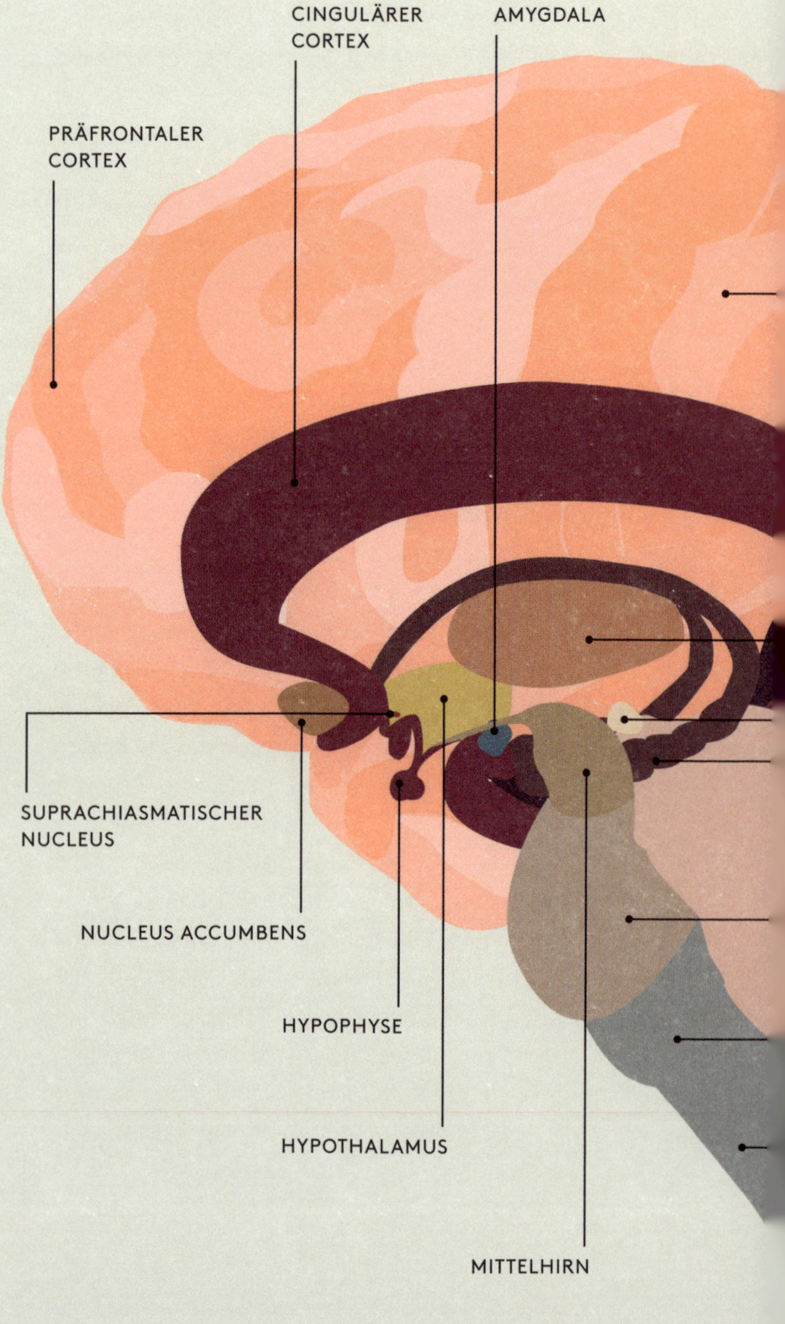

CINGULÄRER CORTEX
AMYGDALA
PRÄFRONTALER CORTEX
SUPRACHIASMATISCHER NUCLEUS
NUCLEUS ACCUMBENS
HYPOPHYSE
HYPOTHALAMUS
MITTELHIRN

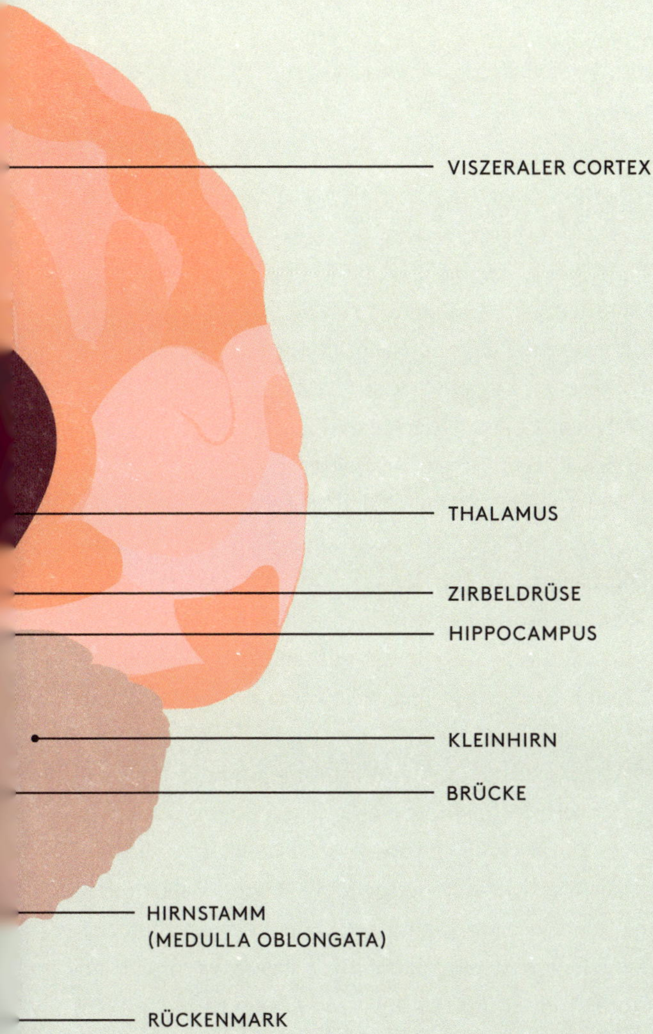

VISZERALER CORTEX
THALAMUS
ZIRBELDRÜSE
HIPPOCAMPUS
KLEINHIRN
BRÜCKE
HIRNSTAMM
(MEDULLA OBLONGATA)
RÜCKENMARK

von Natrium. Der Elektrolytverlust über den Schweiß kann hierdurch auf Zehntel gesenkt werden. Bei andauernd hohen Schweißverlusten ist dennoch für einen adäquaten Ausgleich zu sorgen. Auch dieser Prozess wird durch den Hypothalamus gesteuert (Abbildung 2).

KLEIDUNG

Beide Tagebücher, die bei der Crew der *Lady be Good* gefunden wurden, beschreiben die stark schwankenden Temperaturen zwischen Tag und Nacht. Keiner der Männer war darauf vorbereitet. Enganliegende Kleidungsstücke wie Uniformen geben am Tag die Wärme und in der Nacht die Kälte direkt an den Körper weiter. Wüstenbewohner, ob in Afrika, Arabien oder Indien, tragen deshalb sehr weitgeschnittene, wallende Kleidungsstücke. Diese verhüllen die gesamte Körperoberfläche samt Händen und Füßen, manchmal auch das Gesicht. Die Stoffe sind aus Baumwolle oder Leinen und können den Schweiß sehr leicht aufnehmen. Häufig wird zusätzlich ein Turban getragen. Diese Art, sich zu kleiden, löst mehrere Probleme: Die Bekleidungsstoffe schützen die Haut effektiv vor ultravioletter Strahlung, und die verschiedenen Lagen der Bekleidung ermöglichen eine flexible Anpassung an Temperaturschwankungen: Die Luft zwischen den Stofflagen ist ein hervorragender Isolator. Dabei spielt die Farbe der Kleidung zwar eine Rolle, aber eine andere, als man vielleicht denkt. Tatsächlich absorbieren die äußeren Stoffschichten eines schwarzen Gewands mehr Wärmestrahlung am Tag und heizen sich dadurch stärker auf als ein weißes Gewand. Letzteres reflektiert die Strahlung stärker. Durch die höhere Temperatur im schwarzen Gewand entsteht aber ein stärkerer konvektiver Luftstrom von unten nach oben. Diese aufwärtsgerichtete Luftzirkulation in der Bekleidung führt dazu, dass die für das Wohlbefinden letztlich ausschlaggebenden Hauttemperaturen bei schwarzer und heller Bekleidung gleich sind (Abbildung 3). Es ist also gleichgültig, ob man schwarze und helle Kleidung in der Wüste trägt – nur eben weit geschnitten, mehrlagig und aus Baumwolle oder Leinen sollte sie sein und den Kopf bedecken. Um einen ähnlichen Effekt zu erzielen, verschaffte sich die Crew der *Lady Be Good* mit ihren Fallschirmen Unterschlüpfe, um sich wenigstens eine Zeitlang vor der direkten Sonneneinstrahlung zu schützen. Dennoch verliert der Körper bei warmer Umgebung bei 32 Grad Celsius im Schatten und in Ruhe sitzend circa 100 Milliliter Flüssigkeit pro Stunde. Bei 38 Grad Celsius ist es schon die doppelte Menge. Dies wurde der Crew der *Lady Be Good* bei ihrem begrenzten Wasservorrat und trotz des sehr vernünftigen Verhaltens, sich einen Unterschlupf zu suchen und nur nachts zu marschieren, zum Verhängnis – sie hatten aus physiologischer Sicht keine Chance.

GROSSE HITZE – WAS TUN?

Inzwischen wirkt es, als müssten wir uns gar nicht mehr verirren – die Wüste bewegt sich vielmehr auf uns zu.

ABBILDUNG 3

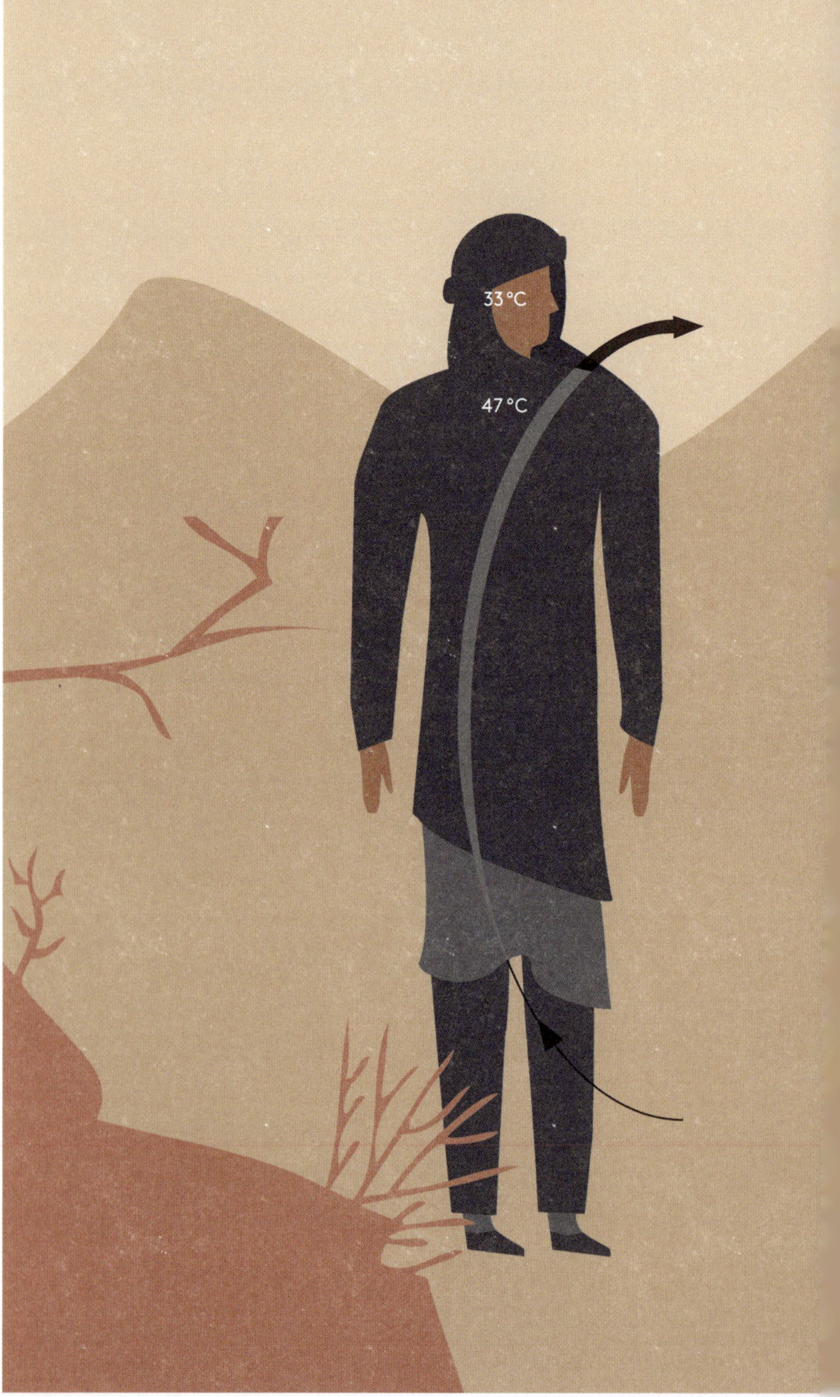

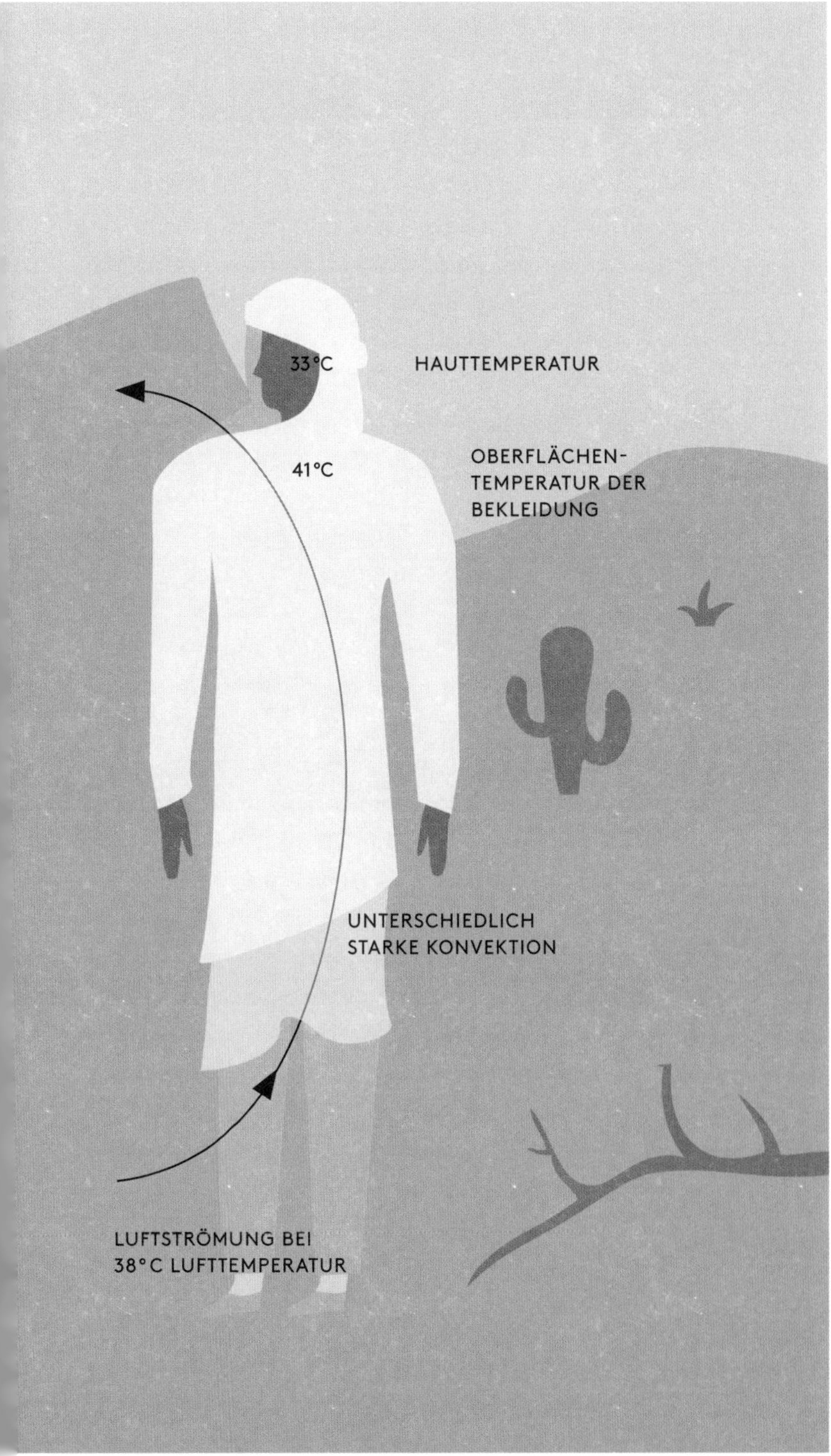
33 °C
HAUTTEMPERATUR
41 °C
OBERFLÄCHEN-
TEMPERATUR DER
BEKLEIDUNG
UNTERSCHIEDLICH
STARKE KONVEKTION
LUFTSTRÖMUNG BEI
38 ° C LUFTTEMPERATUR

Denn nicht erst die vergangenen Sommer waren dramatisch: Im August 2003 verharrte das Hochdruckgebiet «Michaela» wochenlang über Mitteleuropa und leitete alle aus dem Westen kommenden Tiefdruckgebiete um sich herum, entlang der Form des griechischen Buchstabens Omega – eine meteorologische Situation, die deshalb als Omega-Wetterlage bezeichnet wird. Sie erzeugte eine Hitzewelle in den südlichen Ländern Europas, vor allem in Norditalien, Spanien, Portugal und an der maghrebinischen Mittelmeerküste. Im Alentejo, im Süden Portugals, stiegen die Temperaturen am 1. August 2003 auf 47,3 Grad Celsius. In Frankreich verzeichnete man die längste Hitzewelle seit 1950. Tagsüber lagen die Lufttemperaturen über 35 Grad, in Paris sogar über 39 Grad. Nachts gingen die Temperaturen nur geringfügig zurück. In Paris wurde vom 10. auf den 11. August mit 25,5 Grad die wärmste Nacht seit Beginn der meteorologischen Wetteraufzeichnungen gemessen. Hohe Lufttemperaturen und extrem schwache Luftbewegungen verhinderten zudem eine Durchmischung in der Atmosphäre. Dies führte insbesondere in den Städten zu extremen Ozon- und Stickoxidwerten. An den Küsten Frankreichs herrschte beste Ferienstimmung, viele Familien genossen das Superwetter, und die Medien übertrafen sich in der Berichterstattung über den Jahrhundertsommer. Gleichzeitig bahnte sich im Landesinnern eine in diesem Ausmaß nicht gekannte Katastrophe an. Sie betraf vor allem die älteren Menschen in den Großstädten und die arbeitende Bevölkerung auf dem Land. Die hohen Temperaturen führten zu chaotischen Zuständen in Krankenhäusern, jeden Tag starben bis zu 5000 Menschen. Schätzungen gehen heute von insgesamt 70 000 Todesopfern und einem volkswirtschaftlichen Schaden von knapp neun Milliarden Euro aus. Entscheidend für die ungewöhnlich hohe Sterberate waren die durchgehend hohen Temperaturen am Tag und die Tatsache, dass es kaum Abkühlung in der Nacht gab. Rückblickend zählt dieser Sommer 2003 zu den schwersten Naturkatastrophen in der Neuzeit in Europa. In der allgemeinen Wahrnehmung ist diese Sommerhitze-Tragöde weitgehend unbemerkt geblieben, was vermutlich daran liegt, dass die wissenschaftliche Aufarbeitung der Auswirkungen dieses außergewöhnlichen Sommers Jahre in Anspruch genommen hat. Auf politischer und medizinischer Ebene hat sich jedoch viel getan. Gemeinden und Städte in vielen europäischen Staaten erweiterten ihre Notfallpläne um das Kapitel «Management bei Hitze». Das Hoch «Michaela» führte zu dem Bewusstsein, dass nicht nur Feuer, Sturm, Erdbeben und Überschwemmungen zu den Katastrophenszenarien in unseren Breiten gehören. In Frankreich werden heute Medizinstudenten frühzeitig in der Ausbildung mit den Auswirkungen von Hitzewellen auf die Bevölkerung konfrontiert und in Hilfsmaßnahmen unterrichtet. Und auch an der Charité in Berlin gibt es im Studiengang Humanmedizin ein entsprechendes Ausbildungsmodul «Der Mensch in extremen Umwelten».

Was also tun? Trinken, trinken, trinken – und auf das Körpergewicht achten. Ein Erwachsener sollte pro Tag zwei Liter Flüssigkeit trinken, bei ungewöhnlicher Hitze wesentlich mehr. Über den Tag hinweg in kleinen Mengen, 250 Milliliter pro Stunde, Tee, Wasser, Apfelschorle, nur keinen Alkohol. Die beiden Zeichen, dass der Körper unterversorgt ist, sind einmal die Farbe des Urins – ist der Urin hellgelb, ist alles im grünen Bereich; Dunkelgelb bedeutet Alarm – und zweitens das Körpergewicht: Stellt jemand von einem auf den anderen Tag eine deutliche Gewichtsabnahme von 1 oder sogar 3 Kilo fest, dann ist das kein Grund zur Freude, sondern ein Alarmzeichen. Der Hinweis nämlich auf akuten Flüssigkeitsmangel.

Auf den Durst als Indikator sollte man sich nicht verlassen, denn unser Durstgefühl ist ein ziemlich schlecht ausgeprägter Sinn. Er macht sich erst bemerkbar, wenn wir rund 1 bis 1,5 Liter Flüssigkeit verloren haben. Das sind dann immerhin 2 bis 3 Prozent unseres gesamten Körperwassers. Der Anteil des Wassers im Körper schwankt zwischen 55 und 70 Prozent, abhängig von Alter, Geschlecht und Trainingszustand. Bei einem sportlichen, 20 Jahre alten und 70 Kilogramm schweren Mann sind dies rund 42 Liter Wasser, bei einer gleichaltrigen 65 Kilogramm schweren Frau 36 Liter und bei einem 30 kg schweren Kind 21 Liter. Von den 42 Litern Körperwasser sind beim Mann 3 Liter Blutplasma. Dies ist der wässrige Anteil des Blutes. Insgesamt hat ein Mann ungefähr fünf Liter Blut, die übrigen 2 Liter Volumen sind Zellen, im Wesentlichen rote Blutkörperchen. Schwitzen wir, nimmt der Körper zuerst Flüssigkeit aus dem Blutplasma, um die Schweißdrüsen zu versorgen. Dadurch sinkt allerdings der Wasserbestand in den Adern, und die Konzentration an Zellen in den Blutbahnen steigt. Das Blut wird zähflüssiger, was das Herz erheblich mehr fordert. Deshalb muss für die verlorene Flüssigkeit umgehend Ersatz beschafft werden. Im günstigsten Fall geschieht dies dadurch, dass wir trinken. In 15 Minuten können rund 250 Milliliter Wasser – über den Darm – ins Blut aufgenommen werden. Dies ist ungefähr die Menge, die ein nicht trainierter Mensch in 15 Minuten ausschwitzt. Ist die Flüssigkeitszufuhr vermindert – wie bei der Crew der *Lady Be Good* vom ersten Tag an in der Wüste –, zieht der Körper zunehmend Wasser aus dem Zwischenraum zwischen Organen, Geweben und Zellen. In diesem Zwischenraum, auch Interstitium genannt, speichert der Körper gut 9 Liter. Bei Wassermangel im Körper kann nur ein Teil der 9 Liter aus dem Gewebe mobilisiert werden. Der Rest muss aus dem Inneren der Körperzellen, dem 30-Liter-Tank, entnommen werden. Diese Flüssigkeitsmengen erscheinen zunächst beruhigend – sind es aber ganz und gar nicht. Denn diese Flüssigkeitsverschiebungen kosten Zeit und Energie. Hinzu kommt, dass zunehmender Wasserverlust die Funktionsfähigkeit von Organen nachhaltig beeinträchtigt. 1 Prozent Körperwasserverlust, gerade mal 700 Milliliter bei einem erwachsenen Mann, führt bereits zu messbaren Einschränkungen der geistigen Leistungsfähigkeit. Das Rechnen fällt schwerer. Die Aufmerksamkeit lässt nach. Flüchtigkeitsfehler treten auf. Das Hormon Vasopressin wird freigesetzt, es führt dazu, dass die Nieren weniger Wasser ausscheiden. Dies bezeichnet man auch als Anti-Diurese. Der Harn wird zwangsläufig konzentrierter und nimmt eine deutlich dunklere gelbe Farbe an. Gleichzeitig bewirkt dieses Hormon einen Blutdruckanstieg im Kreislauf und steigert aggressives Verhalten, insbesondere beim Mann. Kein Wunder also, dass es an heißen Tagen zu mehr Aggression und gewalttätigen Auseinandersetzungen kommt. Mit weiterem Flüssigkeitsverlust wird der Mensch dann zunehmend lethargisch. Die allgemeine physische Belastbarkeit nimmt rapide ab. Denn auch die Muskelzellen sind vom Flüssigkeitsverlust betroffen. Bei 3 bis 4 Liter Körperwasserverlust treten Gangstörungen auf. So beschrieben es Ripslinger und Toner auch in ihren Tagebüchern. Es stellen sich Schwindelgefühl, Kopfschmerzen und Atemnot ein. Der Mensch beginnt zu halluzinieren. Flüssigkeitsverluste von über 10 Litern führen in der Regel zum Tod.

WARNZEICHEN

Um diese psychischen und physischen Beeinträchtigungen zu verhindern oder zumindest abzuschwächen, finden sich zum Beispiel entlang von Marathonlaufstrecken alle 15 Minuten Trinkstationen. Dennoch kommt es immer wieder zu Zwischenfällen – auch bei Profisportlern, die die Flüssigkeitsverluste bei hohen Außentemperaturen unterschätzen: Bei den Commonwealth-Spielen 2014 in Glasgow gerät die Marathonläuferin Beata Naigambo aus Namibia auf der Zielgeraden ins Schwanken, beginnt die Kontrolle zu verlieren, prallt vor den Augen des entsetzten Publikums gegen die Bande, stürzt, rappelt sich wieder auf, überquert die Ziellinie und bricht dann endgültig zusammen. Die Lufttemperatur lag um die 30 Grad Celsius. Ähnliche Bilder gab es beim Berlin-Marathon 2017, als der beste deutsche Läufer, Philipp Pflieger, von seinem Trainer bei Kilometer 39 von der Strecke genommen werden muss, nachdem er völlig orientierungs- und kraftlos gestürzt war; und im Juni 2019, als die führende Sarah True aufgrund extremer Hitze beim Frankfurter Triathlon kurz vor dem Ziel zusammenbrach. Diese Beispiele verdeutlichen, wie komplex das Zusammenspiel zwischen Körpertemperaturregulation, Herz-Kreislauf-System, Schweißverlusten, Trinkmengen, Flüssigkeitsaufnahme im Darm und Flüssigkeitsverschiebungen in den verschiedenen Geweben des Körpers ist. Unter normalen Umständen (21 Grad Celsius Lufttemperatur, 30 Prozent Luftfeuchtigkeit, keine Windbewegung und keine körperliche Belastung – sprich, man sitzt auf dem Sofa, knabbert Chips und liest) pumpt das Herz rund fünf Liter pro Minute, 300 Liter pro Stunde. Das sind mehr als 7000 Liter am Tag. Unter kühlen Umgebungsbedingungen (10 Grad Celsius) fließt beim Erwachsenen von diesen 5 Litern pro Minute ungefähr 1 Liter zur Durchblutung durch die Haut. Unter heißen Umgebungsbedingungen (40 Grad Celsius) steigt das durch den Kreislauf gepumpte Blutvolumen auf 13 Liter pro Minute oder 800 Liter pro Stunde. Von diesen 13 Litern gehen jetzt allein 8 Liter Blutvolumen durch die Haut. Warum? Weil von dort über die Haut überschüssige Wärmemengen des Körpers an die Umgebung abgegeben werden können. Je höher die Umgebungstemperaturen, je höher die Luftfeuchtigkeit, umso stärker wird die Kreislaufbelastung für den Menschen. Bei hoher Umgebungstemperatur und körperlicher Aktivität kann ein Mensch mehrere Liter in der Stunde ausschwitzen. Dann kann ein Mangel an Flüssigkeit auch für gesunde Menschen schnell bedrohlich werden. Hält eine Hitzewelle mehrere Tage an, ist das Herz-Kreislauf-System nicht nur am Tag, sondern zusätzlich in den Nächten gefordert. Es muss Sonderschichten einlegen und schuftet im 24/7-Modus. Gerade in der Umstellungs- und Anfangsphase ignorieren wir gern, dass sich eine Situation belastend auswirkt und das lang anhaltende ‹schöne Wetter› unschöne Folgen haben kann. Deshalb achten viele Menschen nicht auf eine hinreichende Flüssigkeitszufuhr oder passen die körperlichen Aktivitäten nur halbherzig den veränderten Witterungsbedingungen an. Die Folge: Es kann zu Hitzeerkrankungen wie Hitzekollaps, Sonnenstich oder sogar zu einem lebensbedrohlichen Hitzschlag kommen.

Bei einem Hitzekollaps führt eine Wärmebelastung durch hohe Umgebungstemperaturen, falsche Bekleidung oder zu starke körperliche Belastung zu einem generalisierten Anstieg der Körpertemperatur. Eine Steigerung der Hautdurchblutung reicht nicht mehr aus, um Körperwärme abzugeben. Das Blutvolumen in den zentral gelegenen Blutgefäßen nimmt ab. Die Blutversorgung des Gehirns ist nicht mehr sichergestellt. Der Mensch wird bewusstlos. Die Schweißabgabe funktioniert zwar noch, sodass die Haut des Kollabierten gerötet und feucht ist. Typische Vorboten eines Hitzekollaps sind der Blutdruckabfall, Herzfrequenzabnahme, Schwäche, Schwindel, Übelkeit und Erbrechen. Beim Hitzekollaps handelt es sich demnach um eine Störung der Blutmengenverteilung: Zu viel Blutvolumen ist in den peripheren Organen und der Haut, zu wenig in den zentral gelegenen Organen wie Niere, Leber, Herz, Lunge und Gehirn. Bei einem Sonnenstich dagegen kommt es zu einem Wärmestau durch direkte starke Sonnenstrahlung auf den

Kopf, häufig ausgelöst durch das Fehlen einer adäquaten Kopfbedeckung. Die Hirnhäute werden gereizt. Klassische Symptome des Sonnenstichs sind deshalb Kopfschmerzen, Nackensteifigkeit, Übelkeit, Erbrechen, Hitzegefühl im Kopf und Schwindel.

Die gravierendste Hitzeerkrankung ist der Hitzschlag. Die Haut ist trocken, hellrot und heiß. Die Körpertemperaturen steigen auf über 40,5 Grad Celsius. Beim Hitzschlag, im Gegensatz zum Sonnenstich und Hitzekollaps, ist die Zentrale der Temperaturregulation im Gehirn, der Hypothalamus, geschädigt. Es kommt deshalb weder zu einer gesteigerten Hautdurchblutung, um verstärkt Wärme des Körpers an die Umgebung abzugeben, noch zu einer Aktivierung der Schweißdrüsen. Zu den Warnsymptomen eines drohenden Hitzschlags zählen kurzfristig auftretende, heftigste Kopfschmerzen, Schwindel, Schwächegefühl oder Verwirrung. Der Blutdruck sinkt, Herzfrequenz und Atmung sind gesteigert. Das wichtigste Kriterium für einen Hitzschlag ist die Körpertemperatur. Diese liegt beim Hitzschlag in der Regel bei über 40 Grad Celsius. Vereinzelt wurden sogar Körpertemperaturen von bis zu 44,4 Grad gemessen. Der Hitzschlag ist ein absoluter Notfall, zehn Prozent der Fälle enden jedoch tödlich – wie im Fall von John.

John wohnt mit seinen Eltern Carol und Mike nahe dem Melrose Golf Course, einem ruhigen Wohngebiet im Norden von Houston. Eine gutbürgerliche Gegend, in der man sein Auto noch unverschlossen abstellen kann. Man hat große Vorgärten, breite Auffahrten und geräumige eingeschossige

Bungalows. Es ist der 20. Juni 2016, John ist fünf Jahre alt, und schon um 11 Uhr morgens werden die 100 Grad Fahrenheit (37 Grad Celsius) überschritten. Die Luft ist heiß und feucht. Ein riesiges Tiefdruckgebiet über Arkansas hat die heiße und feuchte Luft vom Golf über Houston in die Plains geradezu angesogen. Gegen 12 Uhr mittags parkt Johns Vater Mike seinen VW Passat direkt vor der Garage, John hatte hinten im Kindersitz gesessen, beide gehen zusammen ins Haus. Kurze Zeit später können die Eltern John jedoch nicht mehr im Haus finden, also machen sie sich auf die Suche. Sie finden ihn schließlich auf dem Rücksitz des Passats, ohnmächtig. Zehn Minuten später treffen der Notarzt, ein Rettungswagen und die Polizei ein. Der bewusstlose Junge kommt schnellstmöglich ins nächstliegende Krankenhaus. Dort bricht der behandelnde Arzt die Wiederbelebungsmaßnahmen nach einer halben Stunde ab. Auf Johns Totenschein trägt er ein: Hitzschlag im Auto. Wie das Houston Police Department später rekonstruiert, muss beim Aussteigen eine Tür, statt einzurasten, offen geblieben sein. Durch diese Tür konnte der Fünfjährige ins Wageninnere klettern, um sein Spielzeug zu holen. Dabei wird die Tür wieder zugeklappt sein. Wegen der Kindersicherung saß John in einer tödlichen Falle. Eine fürchterliche Tragödie – aber leider kein Einzelfall: In den Sommermonaten stirbt alle 10 Tage ein Kind im Auto.

Im Fall von John tritt das kurzwellige Sonnenlicht ungehindert von allen Seiten durch die Glasscheiben ein. Aber die von den Flächen im Inneren zurückgeworfene Wärmestrahlung ist jetzt nicht mehr kurz-, sondern langwellig.

Und diese langwellige Strahlung kann den Innenraum des Wagens nicht verlassen (Abbildung 4). Die Luft im Wageninneren heizt sich dadurch extrem schnell auf. Dies ist der Grund, warum Kinder, ältere Menschen und auch Hunde im Sommer in einem Wagen innerhalb von kürzester Zeit einen Hitzekollaps oder sogar einen tödlichen Hitzschlag erleiden können: Bei 30 Grad Celsius Umgebungstemperatur steigt die Temperatur im Innenraum des Autos innerhalb von nur zehn Minuten auf 37 Grad an, nach 30 Minuten auf 46 Grad und nach einer Stunde auf höllische 56 Grad. Bei 35 Grad Außentemperatur kann eine Viertelstunde im Auto schon lebensbedrohlich werden – der Junge hatte keine Chance. Hinzu kommt, dass die Körpertemperatur von Kindern fünfmal schneller ansteigen kann als die von Erwachsenen, weil die Schweißdrüsen erst nach der Pubertät ihre vollständige Funktionsfähigkeit erreichen.

Bei Hitzewellen sind besonders Kleinkinder und ältere Personen mit Vorerkrankungen im Herz-Kreislauf-System oder mit Stoffwechselerkrankungen gefährdet. Auch Menschen mit zu hohem Blutzucker, mit Diabetes, bilden eine Risikogruppe. Durch den zu hohen Blutzuckerspiegel verliert der Körper die Fähigkeit, die Weite der Blutgefäße über Nerven zu regulieren. Diese Fähigkeit ist aber ausschlaggebend für eine effektive Regulation der Temperatur im Körper. Nur so können Wärmemengen aus dem Körperkern über die geweiteten Blutgefäße in der Haut an die Umgebung abgegeben werden. Haben Personen obendrein hohen Blutdruck oder Arteriosklerose, potenzieren sich die Belastungen. Erst recht wenn der Betroffene zusätzlich unter Asthma oder

ABBILDUNG 4

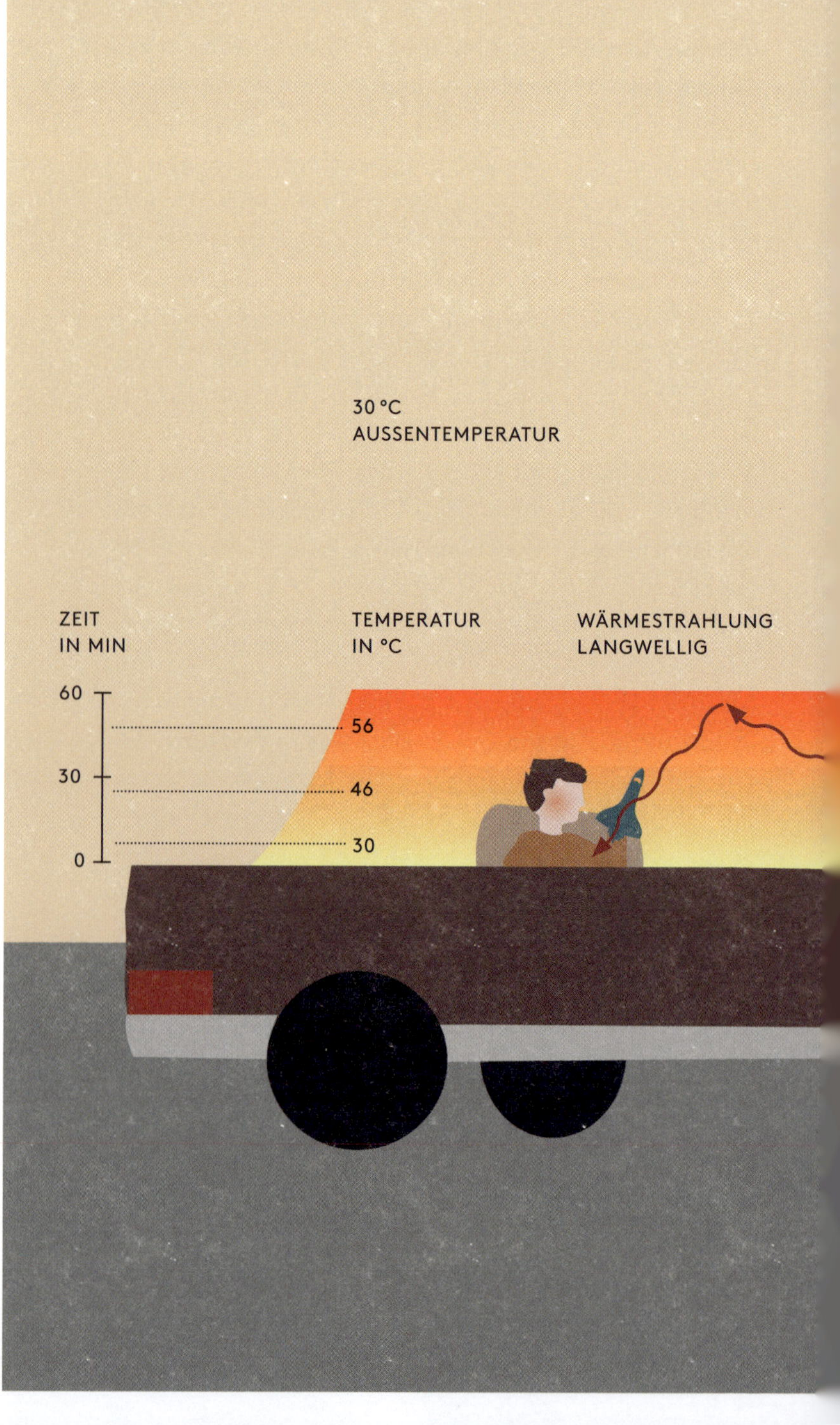
30 °C
AUSSENTEMPERATUR
ZEIT
IN MIN
TEMPERATUR
IN °C
WÄRMESTRAHLUNG
LANGWELLIG
60
30
0
56
46
30

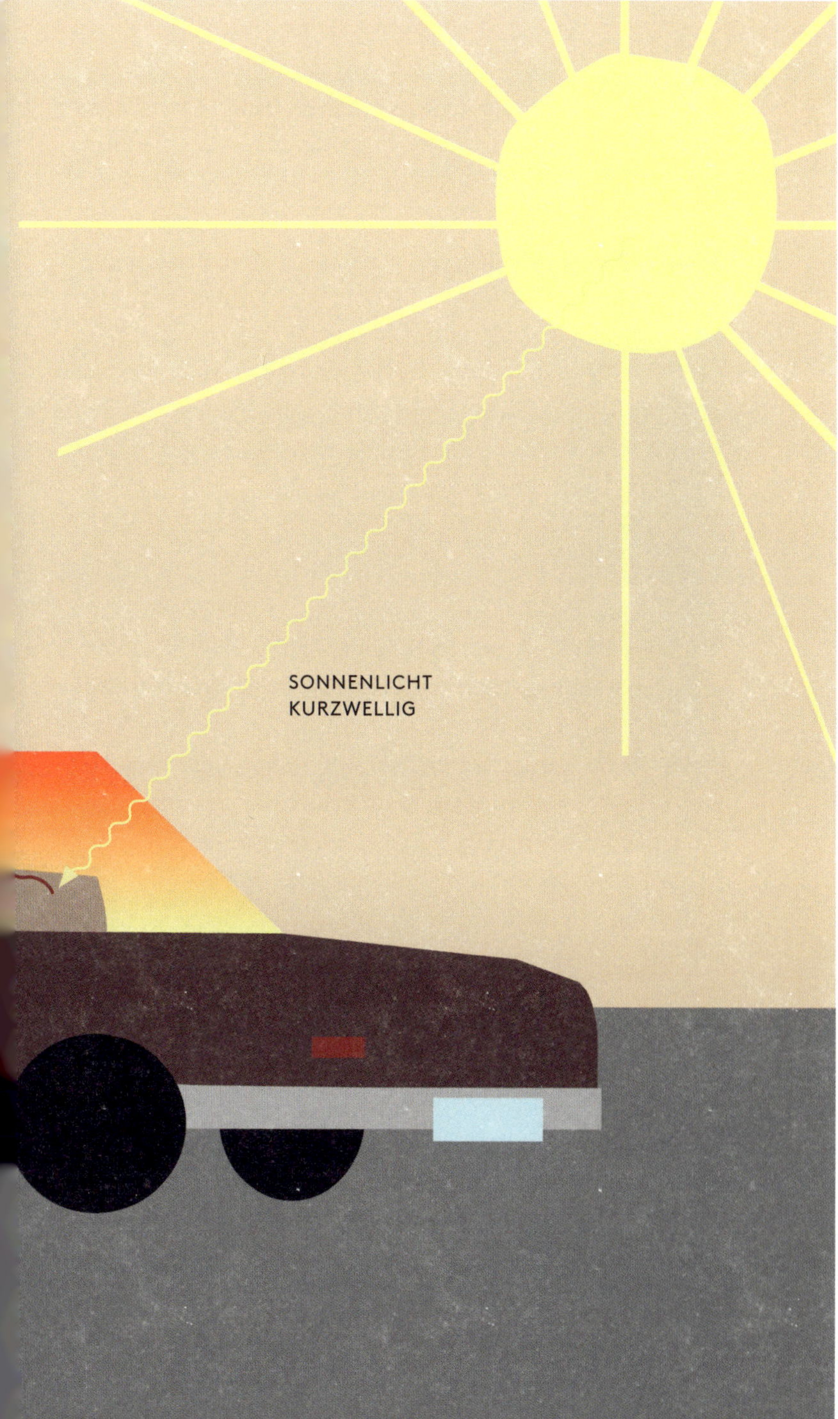
SONNENLICHT
KURZWELLIG

ähnlichen Lungenerkrankungen leidet. Dann wirken sich Hitzewellen noch früher und dramatischer aus. Bei älteren Menschen kommt erschwerend hinzu, dass das Durstgefühl herabgesetzt ist und sie deshalb häufig nicht genug trinken. Bei einer anhaltenden Hitzeperiode kollabiert der geschwächte ältere Körper dann umso schneller. Hinzu kommt – und das hat die Aufarbeitung der Hitzekatastrophe in Frankreich gezeigt –, dass viele ältere Menschen allein leben und in der Not keine Hilfe erhalten.

KÄLTE

Der Hauptfriedhof von Heilbronn am 29. April 1954, einem sonnigen Frühlingstag. Weit über 10 000 Menschen haben sich zu einer Trauerfeier eingefunden. Was war passiert? Einen Monat zuvor waren etwa 40 Heilbronner Schüler und Lehrer zu einer Reise ins Dachsteinmassiv aufgebrochen, die der Lehrer Hans Georg Seiler organisiert hat. Am 11. April 1954 kommt die Schülergruppe in Obertraun an, schlägt ihr Quartier im Sportheim (auf 511 Meter gelegen) auf und unternimmt vom 12. bis zum 14. April leichtere Bergtouren. Am 14. April unterrichtet Seiler den Verwalter des Sportheims, dass er am folgenden Tag, Gründonnerstag, mit seinen Schülern einen Ausflug zum Krippenstein (2105 Meter) plant. Gegen 18 Uhr zum Abendessen wollen sie wieder in Obertraun sein. In den Augen von Ortskennern ein durchaus realistischer Plan, zumal der Weg gut markiert und nicht zu schwierig ist. Am folgenden Morgen bricht eine Gruppe von 14 Personen verspätet um 6 Uhr vom Sportheim auf: Hans Georg Seiler, das Lehrer-Brautpaar Hans-Werner Rupp und Christa Vollmer, die Lehrerin Hildegard Mattes sowie die Schüler Wilfred Dengler, Herbert Kurz, Peter Lehnen, Peter Mössner, Rolf Mössner, Roland Rauschmaier, Karl-Heinz Rienecker, Kurt Seitz, Dieter Steck und Klaus Strobel. Nach Angaben der Zentralanstalt für Meteorologie und Geodynamik in Wien lagen die Lufttemperaturen um diese frühe Uhrzeit bei circa 6 Grad Celsius, in 2000 Meter Höhe bei –4 Grad Celsius. Sie fielen aufgrund einer aufziehenden Kaltfront aus dem Norden im Laufe des Tages auf –7 Grad. Schneefall, Nebel und Wind nehmen im Dachsteingebiet gleichfalls stündlich zu. Gegen Mittag tobt am Krippenstein bereits ein Sturm mit Spitzen von bis zu 70 Kilometern pro Stunde. Ein Gruppenfoto zeigt die Schüler am 15. April im Schneegestöber mit Kapuzenanoraks. Auf weiteren Fotos sind feste Bergschuhe, Knickerbockerhosen, Pullis, Wollhandschuhe und Mützen als Ausrüstung zu erkennen – für eine Wanderung ausreichend, für eine hochalpine Tour aber nicht. Seiler trägt einen Hut und führt die Gruppe in verschneitem, steilem Gelände an. Die Gruppe trifft an diesem Morgen des 15. April noch zweimal auf andere Personen. So berichtet ein Bautrupp, die Gruppe gegen 11 Uhr beim eigenen Abstieg getroffen und vor weiterem Aufstieg gewarnt zu haben. Ebenso eine Hüttenwirtin, bei der sie noch Tee tranken. Hildegard Mattes verließ zu diesem Zeitpunkt die Gruppe und trat den Rückweg nach Obertraun an, um Freunde zu treffen. Seiler schlug offenbar alle Warnungen in den Wind und hatte darüber hinaus am Morgen die Aufstiegsroute geändert. Als zum Abendessen die Gruppe nicht wie geplant erscheint, erkennt der Verwalter unmittelbar die Gefahr. Er erfährt, dass die Gruppe eine andere Aufstiegsroute gewählt hat, und versucht sofort, mit verschiedenen Hütten in der Umgebung Kontakt aufzunehmen, um zu erfahren, ob die Gruppe dort für die Nacht untergekommen ist. Vergebens. Inzwischen ist es Karfreitag, der 16. April. Die Temperaturen nachts am Dachstein-Plateau auf 2000 Meter Höhe dürften auf unter –10 Grad Celsius gefallen sein. Am Morgen werden noch Lufttemperaturen von –8 bis –9 Grad dort gemessen. In der Nacht waren bereits erste kleine Suchtrupps unterwegs, die aber die Suche wegen Lawinengefahr abbrechen mussten. Das Gelände bietet bei diesen Witterungsverhältnissen kaum Orientierungsmöglichkeiten. Amerikanische Helikopter, aus Salzburg eingeflogen, können nicht starten, und der Nebel führt dazu, dass sich sogar Suchtrupps in den folgenden Tagen verirren und ein Notbiwak beziehen müssen. Vier Tage nach dem Verschwinden finden Suchtrupps erste Hinweise auf die Gruppe – eine *Heilbronner Zeitung*. Am Morgen des 24. April werden die ersten Opfer entdeckt: Hans Werner Rupp, seine Verlobte und der Schüler Wilfrid Dengler, am Nachmittag Herbert Kurz, Peter Mössner, Roland Rauschmaier, Karl-Heinz Rienecker, Kurt Seitz und Dieter Steck. Bei den Leichnamen von Rupp und Steck finden die Suchtrupps Kameras: Die Aufnahmen dokumentieren die letzten Stunden der Gruppe. Am 28. April wird das 10. Opfer, Claus Strobel, und am 16. Mai der Schüler Peter Lehnen gefunden. Erst 43 Tage nach Beginn der Suche werden die Leichname von Hans Georg Seiler und dem jüngsten Mitglied der Heilbronner Gruppe, dem 14-jährigen

Rolf Mössner, an seiner Seite entdeckt. Heruntergerissene, zusammenlegte Äste weisen darauf hin, dass sie versucht hatten, einen Lagerplatz zu bauen. Die mehrere hundert Meter auseinanderliegenden Fundorte der Toten legen nahe, dass sich die Gruppe geteilt haben muss. Die Uhren von Klaus Strobel und Peter Lehnen sind um 3 Uhr beziehungsweise 3 Uhr 15 stehengeblieben. Sie haben demnach nicht eine Nacht bei der vorherrschenden Kälte und dem Sturm am Dachstein überleben können. Stunden zuvor waren sie noch kerngesunde Menschen. Warum konnte das so schnell gehen?

Bei lokalen Kälteeinwirkungen, insbesondere an exponierten Stellen des Körpers wie Nase, Ohren, Fingern und Fußzehen, kommt es leicht zu Erfrierungen. Diese Erfrierungen können oberflächlich oder tiefer gehend sein. Das kommt auf die vorherrschenden Lufttemperaturen, die Windgeschwindigkeiten, die Dauer der Exposition und natürlich auf die Bekleidung an. Die Hautpartien werden zunächst weiß und taub. Später bilden sich flüssigkeitsgefüllte Blasen. Bei schweren Erfrierungen ist die Schädigung des Gewebes so stark, dass die Amputation der betroffenen Gliedmaßen erwogen werden muss. Ein erstes Anzeichen dafür, dass die Unterkühlung den gesamten Körper einschließlich des Gehirns in Mitleidenschaft gezogen hat, ist, wenn der Betroffene nicht mehr Anschluss an die Gruppe hält. Massives Muskelzittern setzt ein. Furcht und Angstzustände kommen dazu. Der Unterkühlte bekommt eine verwaschene, unklare Sprache, beginnt häufiger zu stolpern, hinzufallen und entwickelt für die Situation paradoxe Verhaltensweisen, wie zum Beispiel das Bedürfnis, sich zu entkleiden. In der Medizin werden häufig drei Stadien unterschieden: Im Stadium I liegt die Temperatur im Körperkern bei 35 Grad bis 32 Grad Celsius. Der Patient ist noch ansprechbar, hat starkes Muskelzittern, die Hautgefäße sind maximal verengt, seine Herz- und Atemfrequenz ist erhöht, die Harnausscheidung gesteigert und das Urteilsvermögen deutlich eingeschränkt. Im Stadium II bei einer Körpertemperatur zwischen 32 und 28 Grad Celsius wird es schon kritisch. Der Patient ist jetzt schläfrig, das Muskelzittern hat aufgehört, die Herzfrequenz ist verlangsamt, die Pupillen sind erweitert, der Würgereflex ist vermindert, und zunehmende Bewusstseinseintrübung setzt ein. Unter 28 Grad Körpertemperatur schließlich ist der Patient nicht mehr ansprechbar und in tiefer Bewusstlosigkeit. Es treten Herzrhythmusstörungen auf, die akut zu einem Herzstillstand führen können, weil es zu Elekrolytverschiebungen entlang der Zellmembranen kommt. Um einen solchen Herzstillstand auszulösen, reicht es manchmal schon aus, den Patienten nur ein wenig zu bewegen oder beim Transport zu rütteln, weshalb bei unterkühlten Personen in diesem Stadium größte Vorsicht angebracht ist.

Wie kommt es zu diesen Symptomen? Bei Körpertemperaturen unter 35 Grad Celsius versucht der Organismus durch Muskelzittern Wärme zu erzeugen. Dafür muss der Stoffwechsel in der Muskulatur gesteigert werden. Die Herz- und Atemfrequenz nimmt zu, bewirkt durch eine Aktivierung des sympathischen Nervensystems in dieser Stresssituation. Im Blut erhöht sich die Glukosekonzentration, und die Fettmobilisation wird angeworfen. Der Stoffwechsel im Organismus kann hierdurch kurzfristig auf das 4- bis 5-Fache des Ruhewertes gesteigert werden. Bereits bei diesen leicht erniedrigten Körpertemperaturen treten Störungen der Blutgerinnung auf. Je weiter die Unterkühlung fortschreitet, umso gravierender werden die Auswirkungen auf das Blutgerinnungssystem des Menschen. Dies kann unter Umständen bei schwerverletzten, blutenden und unterkühlten Personen zu erheblichen zusätzlichen Komplikationen führen.

Da die Natrium-Kalium-Pumpe an den Zellmembranen auch bei diesen nur geringfügig erniedrigten Körpertemperaturen bereits nicht mehr voll funktionsfähig ist, sammelt sich Natrium in den Zellen an, und wir messen eine zu geringe Natriumkonzentration im Blut. Diese verursacht eine Flüssigkeitsverschiebung aus den Gefäßen in die Zellen. Es kommt zu einer Abnahme des zirkulierenden Plasmavolumens, zu einer relativen Zunahme der Anzahl von roten Blutzellen im Blut und zu Ödemen im Gewebe verschiedener Organe, wodurch deren Funktionsfähigkeit beeinträchtigt wird. Die Ausbildung eines Lungenödems bei Unterkühlung ist hierfür ein klassisches Beispiel. Mit weiter sinkender Körpertemperatur fallen auch die Glukosekonzentrationen im Blut, da sich die geringen Reserven im Organismus erschöpft haben. Jetzt kühlt der Körper rapide aus. Der Blutdruck fällt ab. Die Pupillen sind starr, Gehirnströme sind nicht mehr nachweisbar. Die Elektrolytstörungen mit erhöhten Natriumkonzentrationen in den Zellen und erhöhten Kaliumkonzentrationen außerhalb führen zu Herzrhythmusstörungen und letztlich zu Kreislaufstillstand

ABBILDUNG 5

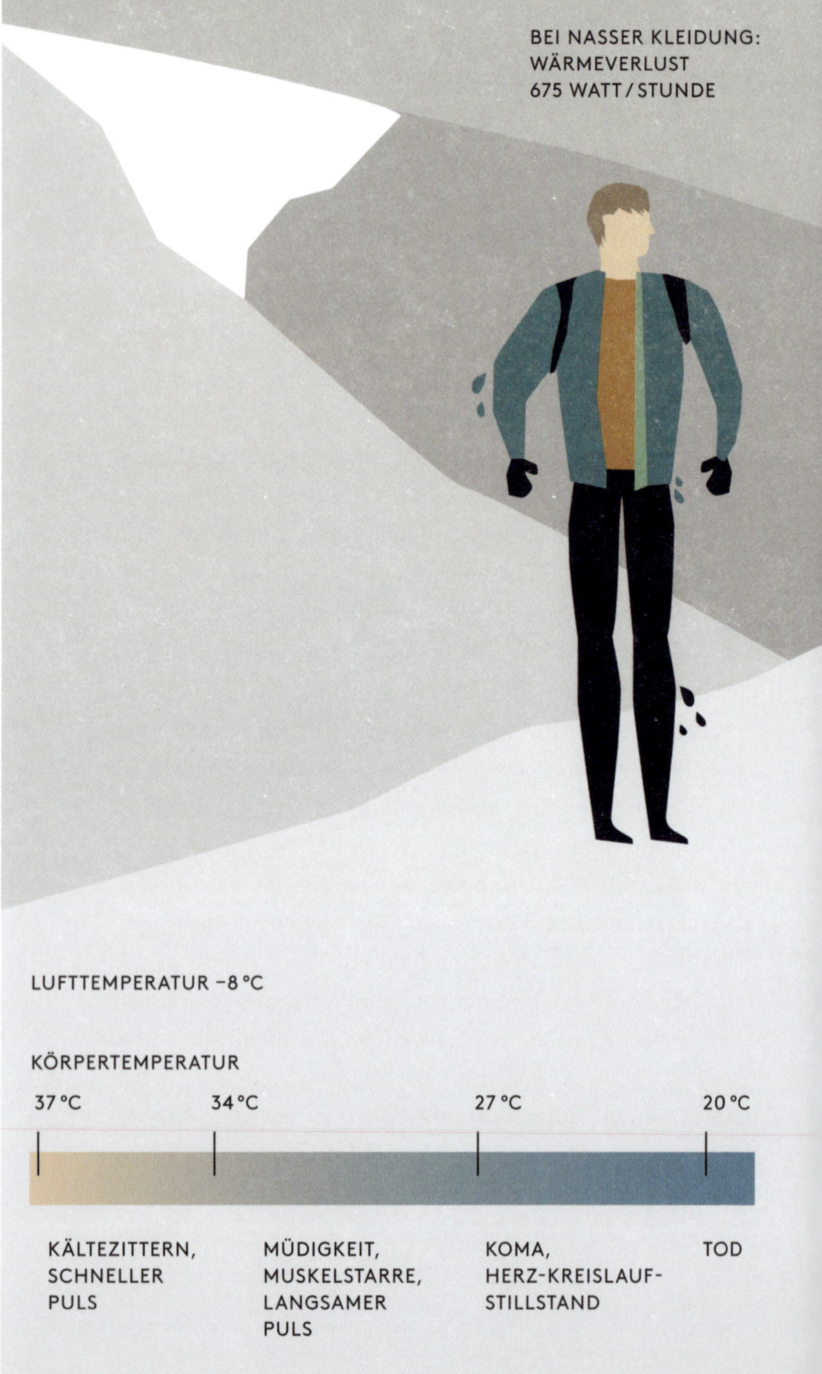
BEI NASSER KLEIDUNG:
WÄRMEVERLUST
675 WATT / STUNDE
LUFTTEMPERATUR −8 °C
KÖRPERTEMPERATUR
37 °C
34 °C
27 °C
20 °C
KÄLTEZITTERN, SCHNELLER PULS
MÜDIGKEIT, MUSKELSTARRE, LANGSAMER PULS
KOMA, HERZ-KREISLAUF-STILLSTAND
TOD

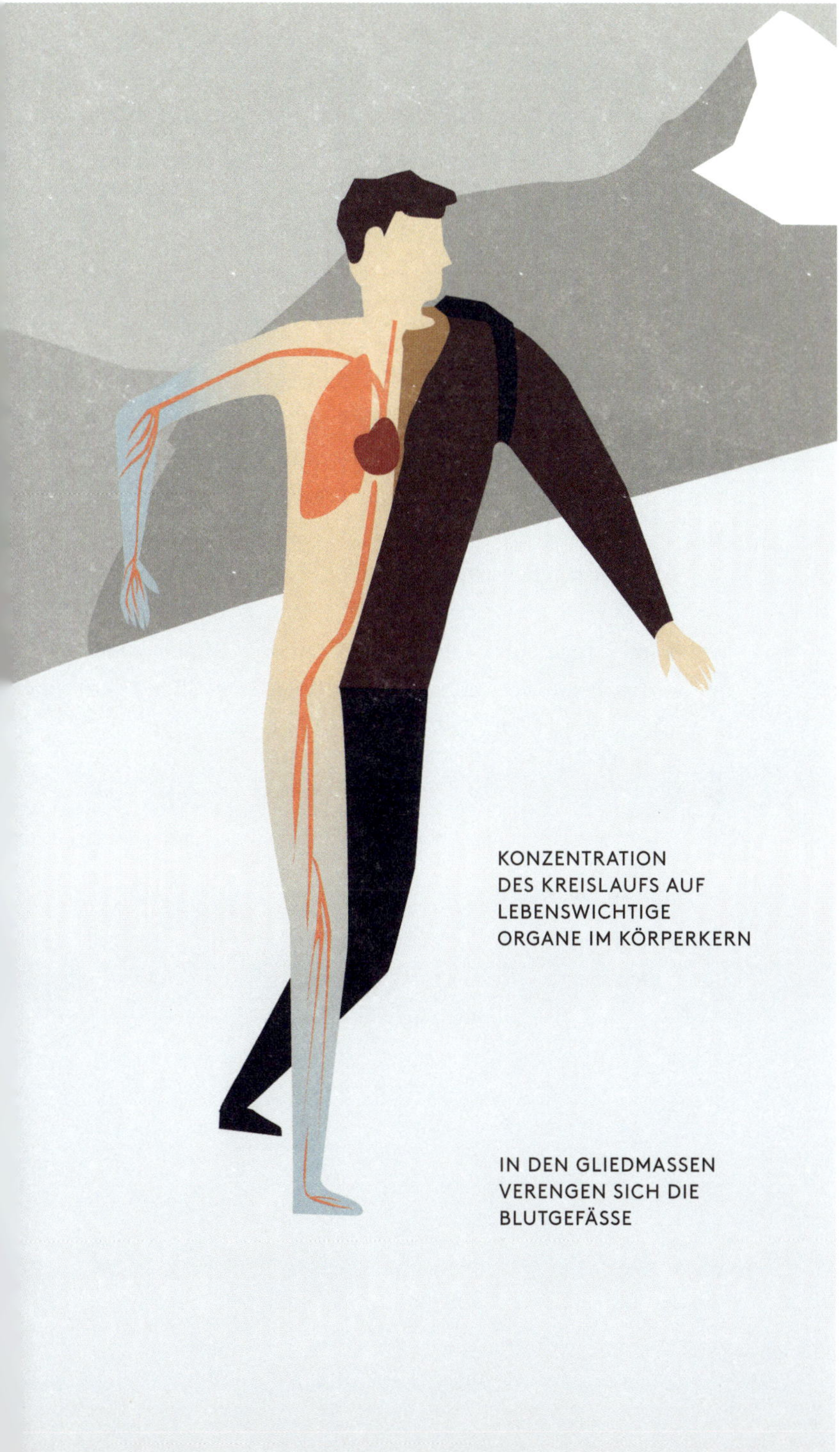
KONZENTRATION
DES KREISLAUFS AUF
LEBENSWICHTIGE
ORGANE IM KÖRPERKERN
IN DEN GLIEDMASSEN
VERENGEN SICH DIE
BLUTGEFÄSSE

und Tod. Bei Lufttemperaturen von −10 Grad Celsius und hohen Windgeschwindigkeiten, also Umweltbedingungen, wie sie in der Nacht vom 15. auf den 16. April 1954 am Dachstein-Plateau geherrscht haben, benötigt der Mensch Daunenschlafsäcke, Daunenjacken, lange Unterwäsche und ein Biwakzelt, um der Kälte trotzen und eine lebensbedrohliche Unterkühlung des Körpers abwenden zu können. Sind die Bekleidungsstücke klamm und feucht, sind die Energiereserven durch eine lange Wanderung schon aufgebraucht, schreitet die Auskühlung forciert voran. Die Abbildung 5 verdeutlicht, wie groß die Wärmeverluste sein können, und zeigt, wo Wärmeverluste unbedingt zu vermeiden sind und wie das zu erreichen ist, um zu überleben.

Kälte ist jedoch nicht die einzige extreme Umweltbedingung, durch die der menschliche Körper in großer Höhe herausgefordert wird – wie das nächste Kapitel zeigt.

KAPITEL 2

Druck

Iñaki Ochoa de Olza war der erste Spanier, der es geschafft hatte, einen 8000er in 24 Stunden zu besteigen. Ohne Sauerstoffunterstützung war der 30-Jährige 2007 auf den höchsten Punkt des Dhaulagiri geklettert. Vorher hatte er den Lhozse im Alleingang bestiegen, 2002 stand er auf den Gipfeln des Mount Everest und Cho Oyu, 2004 folgten drei weitere 8000er. Er war – anders als die Heilbronner Gruppe – ein erfahrener Bergsteiger.

Doch den Versuch, die Annapurna über die Südseite zu besteigen, überlebte er nicht. Nach einem gescheiterten Gipfelversuch schaffte er es noch zum Hochlager auf etwa 7400 Meter Höhe zurück, doch dort kollabierte er. Der Notruf seines Partners Horia Colibasanu erreichte die Bergsteiger Ueli Steck und Simon Anthamatten, die sich auf einen Erstbesteigungsversuch der Annapurna vorbereiteten. Ein weiteres Rettungsteam machte sich mit Medikamenten auf den Weg, aber nur Steck konnte Ochoa nach zwei Tagen erreichen. Horia Colibasanu litt durch den langen Aufenthalt in extremer Höhe mittlerweile selbst an gesundheitlichen Problemen und musste so schnell wie möglich absteigen. Für Ochoa kam jede Hilfe zu spät. Er verstarb im Beisein von Steck.

In einem Interview schildert Steck seine Reaktion: «Nach 2008 habe ich gesagt, dieser Scheißberg, das ist nicht gut. Ich hatte eine Blockade. Wenn Sie miterleben, wie ein Mensch in der Höhe stirbt, wie er jämmerlich verreckt, dann haben Sie erst mal genug. So würde ich nicht sterben wollen. Es brauchte fünf Jahre, um die Fehler zu analysieren und wieder zurückzukehren.»

Am 30. April 2017 meldet die *Neue Zürcher Zeitung*: «Der berühmteste Schweizer Bergsteiger, Ueli Steck, ist tot. Er ist am Sonntagmorgen in der Region des Mount Everest verunglückt. Steck war noch in der Akklimatisationsphase und wollte den Mount Nuptse besteigen. Er war wohl allein zum 7827 Meter hohen Nuptse unterwegs. Die Rettungskräfte fanden Steck auf etwa 5600 Metern, der Helikopter konnte ihn nur noch tot bergen. Ueli Steck war seit Anfang April im Everest-Gebiet in Nepal unterwegs. Sein Ziel war die Everest-Lhotse-Überschreitung. Das heißt, er wollte den höchsten Berg der Welt (8848 Meter) und den daneben gelegenen Lhotse (8511 Meter) ohne zusätzlichen Sauerstoff in einer Tour bezwingen.» Kurz vor seinem Aufbruch nach Nepal hatte Steck gesagt, der Aufstieg sei eine «sportliche Challenge», aber keine «Harakiri-Aktion».

Leh liegt in der Hochwüste des Himalaya und ist eine der höchstgelegenen Städte der Erde. Schon bei der Landung dort merkt man, wie ungewöhnlich lang der Bremsweg des Flugzeugs ist. Der Grund dafür ist der geringe Luftwiderstand in der Höhe. Der Luftdruck beträgt 675 Millimeter Quecksilbersäule (mmHg) oder 815 Millibar. Das bedeutet, es sind weniger Sauerstoffmoleküle in der Luft. Der Partialdruck des Sauerstoffs, sein Anteil am Gesamtdruck der Luft, sinkt entsprechend. Alle Gasmoleküle, die bis in 100 Kilometer Höhe zu finden sind, üben zusammengenommen auf Meereshöhe einen Gesamtdruck von 1 Atmosphäre aus. Diesen Atmosphärendruck kann man mit verschiedenen Messinstrumenten erfassen, wobei unterschiedliche Messeinheiten verwendet werden, zum Beispiel von 760 Millimeter Quecksilbersäule, 1013 Millibar oder 101,6 Kilo Pascal (kPa). Alle sagen das Gleiche aus: einen Druck auf Meereshöhe von 1 Atmosphäre. Zu diesem Gesamtdruck von 1 Atmosphäre trägt insbesondere der Stickstoff als Gas in der Luft bei, der mit 78 Prozent den größten Anteil ausmacht. Wie gering jedoch eigentlich dieser Druck der Atmosphäre auf Meereshöhe ist, verdeutlicht die Tatsache, dass eine Wassersäule von 10 Metern diesem Druck der Gasmoleküle in der Atmosphäre von einer Höhe von 100 Kilometern entspricht. Deshalb haben wir in 10 Meter Wassertiefe einen Druck von 2 Atmosphären, in 20 Meter Wassertiefe von 3 Atmosphären etc. In der Atmosphäre über dem Meeresspiegel nimmt pro 1000 Höhenmeter der Sauerstoffpartialdruck im Durchschnitt um circa 17 mmHg ab, die Lufttemperatur sinkt um 6 Grad Celsius, und die relative Luftfeuchte vermindert sich gar um 25 Prozent (Abbildung 6). Die genauen Änderungen hängen von örtlichen Bedingungen wie der geographischen Lage ab. An den Polen ist die Atmosphäre mehrere Kilometer dünner als in der Nähe des Äquators, was dazu führt, dass die Partialdrücke bei gleicher Höhe

ABBILDUNG 6

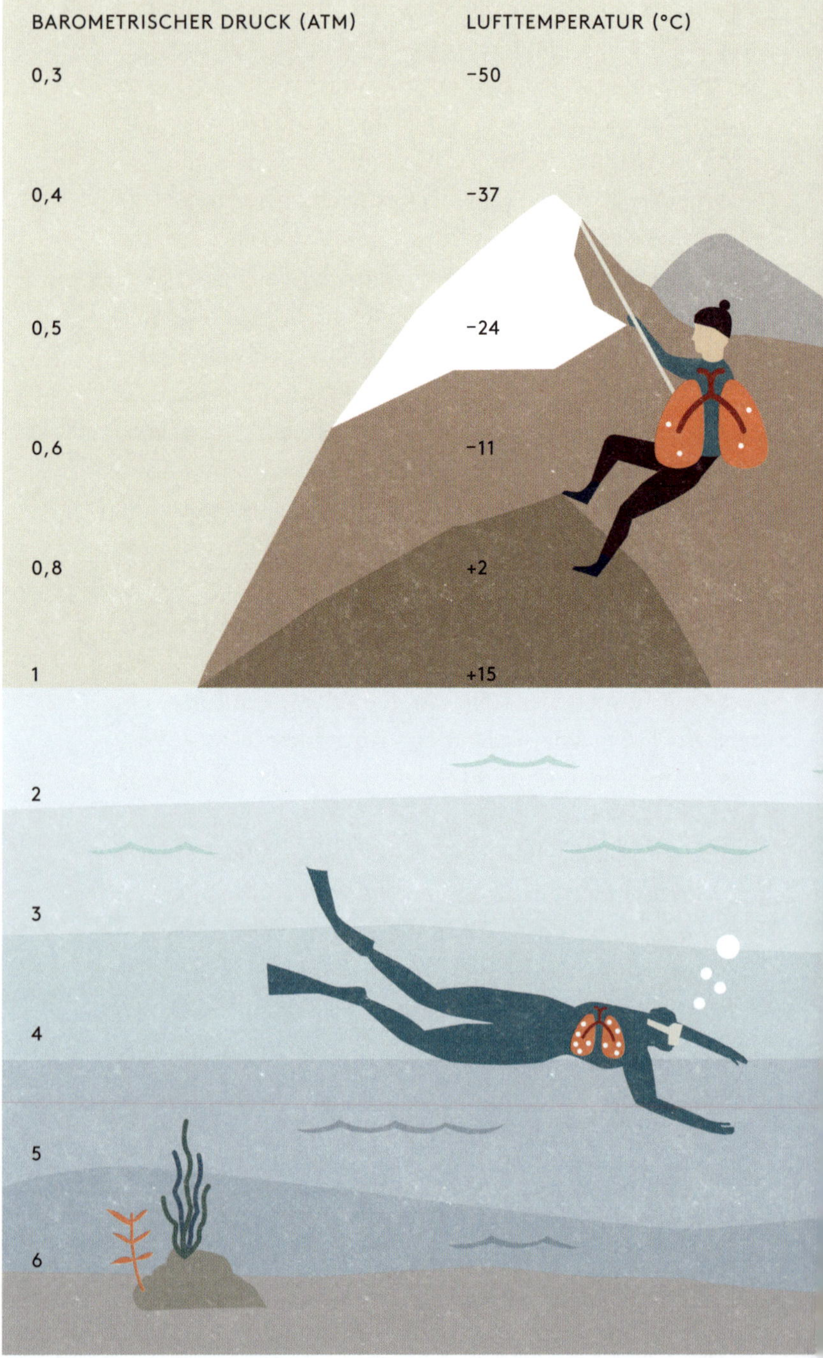
BAROMETRISCHER DRUCK (ATM)
LUFTTEMPERATUR (°C)
0,3
−50
0,4
−37
0,5
−24
0,6
−11
0,8
+2
1
+15
2
3
4
5
6

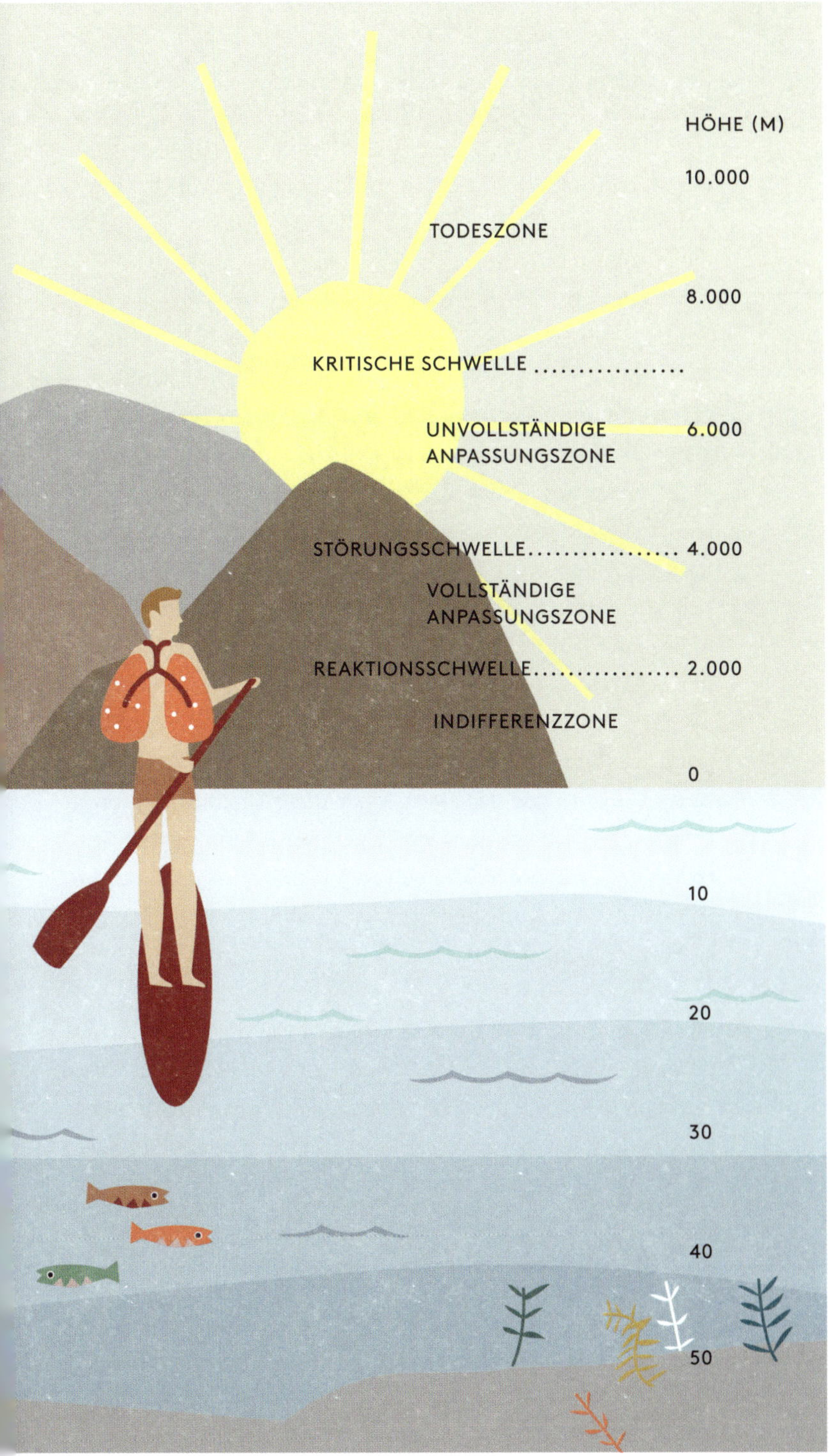

HÖHE (M)
10.000
TODESZONE
8.000
KRITISCHE SCHWELLE ....
UNVOLLSTÄNDIGE ANPASSUNGSZONE
6.000
STÖRUNGSSCHWELLE................. 4.000
VOLLSTÄNDIGE ANPASSUNGSZONE
REAKTIONSSCHWELLE................ 2.000
INDIFFERENZZONE
0
10
20
30
40
50

über dem Meeresspiegel unterschiedlich sind. Auch deshalb sind Bergbesteigungen in arktischen und antarktischen Gegenden besonders anstrengende, herausfordernde Unternehmungen. Die Zusammensetzung der Erdatmosphäre ist dabei bis in 100 Kilometer Höhe nahezu konstant: 78 Prozent Stickstoff, 20,9 Prozent O_2, Edelgase, Wasserdampf. Weil sich aber mit der Höhe der Gesamtdruck vermindert, vermindert sich auch der Partialdruck der vorhandenen Gase, und der ist entscheidend für die physiologischen Vorgänge im Körper. Anders gesagt: Je geringer der Partialdruck eines Gases am Gesamtdruck, desto weniger Gasmoleküle sind in dem Gasgemisch, die ich mit einem Atemzug aufnehmen oder eben nicht aufnehmen kann. Bleiben wir beim Sauerstoffpartialdruck, dieser so wichtigen physiologischen Größe. Es ist also nicht der prozentuale Anteil des Sauerstoffs in der atmosphärischen Luft entscheidend, sondern dessen Partialdruck. Den Abfall des Sauerstoffpartialdrucks messen empfindliche Sensoren im arteriellen Blut in den Halsschlagadern. Über diese Chemorezeptoren erfolgt eine Stimulation der Herz- und Atemfrequenz, um trotz der gesunkenen Menge von Sauerstoff in der Luft die Sauerstoffversorgung der Organe, insbesondere des Gehirns, sicherzustellen.

Funktioniert das nicht ausreichend, beginnen wir unter der akuten Höhenkrankheit oder «Acute Mountain Sickness» (AMS) zu leiden. Die tritt üblicherweise in den ersten 24 Stunden bei Personen auf, die sich nicht langsam genug an die Höhe gewöhnt haben. In einer Höhe von 3000 Metern tritt diese Erkrankung bei 10 bis 25 Prozent von nicht akklimatisierten Bergsteigern auf, und bei Höhen über 4500 Meter sind es gar 50 Prozent. Personen unter 40 und Frauen sind häufiger betroffen. Erste Anzeichen sind eine auch in Ruhe um 20 Prozent erhöhte Pulsrate, Schwindel, Benommenheit. Zunehmende Kopfschmerzen, Abgeschlagenheit, Appetitlosigkeit und Schlafstörungen folgen. Außerdem kann im Schlaf die sonst rhythmische Atmung für ungewöhnlich lange Zeit aussetzen. Wie kommt es zu diesen Atempausen? Der Antrieb zu atmen lässt nach mehreren Stunden in der Höhe nach, weil der Körper durch die gesteigerte und vertiefte Atmung in der Höhe vermehrt Kohlendioxyd (CO_2) ausgeatmet hat. Eine verminderte CO_2-Konzentration im Atemzentrum des Stammhirns, in der Medulla oblongata (Abbildung 2), führt aber dazu, dass der Atemantrieb nachlässt. Intuitiv würde man annehmen, dass der zentrale Atemantrieb über das Angebot des lebenswichtigen Sauerstoffs gesteuert wird. Das ist aber nicht der Fall – und dies machen sich zum Beispiel Apnoetaucher, also jene, die ohne Atemgeräte tauchen, zunutze. Sie unterdrücken den Atemantrieb, der sie zum Auftauchen zwingen würde, dadurch, dass sie vor einem Tauchgang vermehrt CO_2 aus dem Körper abatmen. Es dauert damit länger, bis eine kritische CO_2-Konzentration im Blut erreicht wird. William Turbridge hielt bei seinem Weltrekord im Apnoetauchen im Jahr 2016 die Luft 4 Minuten und 24 Sekunden lang an und tauchte 122 Meter in die Tiefe. Irgendwo in diesem Bereich liegt vermutlich auch die Tieftauchgrenze, die ein Mensch ohne Hilfsmittel erreichen kann – mehr geht kaum. Das Abatmen von CO_2 zur Minderung des Atemantriebs ist eine nicht ganz ungefährliche Technik, die insbesondere beim

Auftauchen zu Bewusstlosigkeit und damit, was gar nicht so selten ist, zum Tod führen kann. Genau betrachtet ist die Ursache nicht die direkte CO_2-Abatmung, sondern die dadurch hervorgerufene Änderung im Säure-Basen-Haushalt des Menschen. Entscheidend ist das Verhältnis zwischen Säuren- und Basenkonzentrationen im Blut. Atme ich vermehrt CO_2 aus, wird mein Blut alkalischer, also basischer. Normalerweise liegt der pH-Wert beim Menschen bei 7,4, ist also schon leicht alkalisch und wird in sehr engen Grenzen reguliert. Das ist auch absolut notwendig, denn die Grenzwerte zur Aufrechterhaltung der Lebensprozesse liegen bereits bei pH-Werten von 7,0 und 7,8 im Blut.

Um die Atmung in der Höhe anzutreiben und dadurch einer Höhenerkrankung vorzubeugen, nehmen manche Bergsteiger schon einen Tag vor dem Aufstieg gern das Medikament Acetazolamid, das die Ausscheidung von Bikarbonat über die Niere forciert. Dadurch wird der pH-Wert im Blut und in den Geweben saurer und die Atmung stimuliert. Ganz klar ist aber: Die beste Prophylaxe gegen Höhenkrankheiten ist und bleibt eine langsame Akklimatisation an die Höhe. Nur wenn dies aus zeitlichen oder sonstigen Gründen nicht möglich ist, sollte die medikamentöse Vorbeugung in Erwägung gezogen werden.

Die akute Höhenkrankheit ist streng genommen gar keine Krankheit. Sie ist zurückzuführen auf unser Fehlverhalten: zu schnell, zu hoch, zu bepackt in die Höhe gestiegen – und vor allem die Akklimatisationsstufen übersprungen. Wir sprechen von moderaten Höhenlagen zwischen 1500 bis 2500 Meter über Normalnull. Bei 2500 Metern beginnt die «Reaktionsschwelle», an der die Belastung spürbar wird. Als große Höhen werden jene zwischen 2500 und 5300 Meter betrachtet und über 5300 Meter als extreme. Bis 4000 Meter kann sich der Körper noch vollständig anpassen, vorausgesetzt, die Anpassungsphase ist lang genug. Darüber folgt die unvollständige Höhenanpassung, und bei 7000 Metern beginnt die Todeszone (Abbildung 6). Die verminderte Verfügbarkeit von Sauerstoff mit zunehmender Höhe ist verantwortlich dafür, dass über 1500 Meter pro 100 Höhenmeter die maximale Sauerstoffaufnahme um circa 1 Prozent abnimmt. Bei körperlichen Anstrengungen in 2500 Metern finden wir einen Leistungsverlust von 10 Prozent, in 4000 Meter Höhe von 25 und an der Spitze des Mount Everest gar von 65 Prozent. Hier ist es hilfreich, Trekking und Höhenbergsteigen zu unterscheiden: Trekking-Touren finden ganz überwiegend auf ausgetretenen, markierten Pfaden in Höhenlagen zwischen 2500 und 5500 Meter statt. Die Traglasten sind gering, und die Dauer der Touren liegt in der Regel unter 6 Stunden im Gelände. Die täglichen Unterschiede in den Schlafhöhen können beim Trekking zwischen 300 und 800 Meter liegen. Höhenbergsteigen hingegen hat Expeditionscharakter. Gehen, Steigen, Klettern ist gefordert. Die

Höhenlage liegt zwischen 5500 und der Spitze des Mount Everest mit 8848 Metern. Es sind deutlich schwerere Lasten zu tragen, und die Marschzeiten liegen bei 6 bis 10 Stunden oder auch deutlich darüber. Hier können die täglichen Unterschiede in der Schlafhöhe bei bis 1000 Metern liegen. Jeder, der Hochgebirgstouren unternimmt, sollte sich dieser Unterschiede bewusst sein. Die Gefahren werden unterschätzt: Die Reihe von Todesfällen am Mount Everest in diesem Frühjahr – elf Menschen in wenigen Wochen – macht deutlich, dass sich zu viele unerfahrene Bergsteiger zum höchsten Punkt der Erde aufmachen. «Nicht nur der Respekt vor dem Berg ist verloren gegangen», schrieb die *Frankfurter Allgemeine Zeitung* zu den Bildern von Menschenschlangen auf dem Mount Everest, «auch der Respekt vor den eigenen Grenzen.»

Wer ab welcher Höhe krank wird, lässt sich jedoch vor einer Expedition in die Höhe nicht genau feststellen. Gewisse Hinweise erhält man, wenn man vor dem Aufstieg einen Belastungstest macht und überprüft, wie stark die Sauerstoffsättigungskurve im Blut abfällt. Personen, die eine deutliche Entsättigung des Blutes unter Belastung aufweisen, sind offensichtlich besonders gefährdet. In der Regel sind Frauen und Personen unter 40 Jahren häufiger von der akuten Höhenerkrankung betroffen. Dies ist jedoch noch nicht hinreichend geklärt. Die Gründe hierfür könnten auch hormonelle Unterschiede zwischen Mann und Frau sein. Bei Frauen hat sich darüber hinaus gezeigt, dass sie prämenstruell häufiger Symptome für AMS zeigen als postmenstruell.

Die Entwicklung von Höhenerkrankungen hängt ab von der genetischen Disposition, dem aktuellen Gesundheitszustand, dem Ansprechen der Atmung auf Sauerstoffmangel und von der Veränderung des Querschnitts der Lungengefäße auf ein vermindertes Angebot von Sauerstoff. Nicht unbedingt ausschlaggebend ist die maximale Ausdauerleistungsfähigkeit. Auch ein Marathonläufer oder ein Skilangläufer – Letztere gehören zu jenen, die maximale Werte bei der Sauerstoffaufnahme aufweisen – kann höhenkrank werden. Jeder sollte für eine Trekking-Tour nicht nur körperlich fit sein, sondern ein Ausdauer- und Krafttraining hinter sich gebracht haben. Personen mit Vorerkrankungen in der Lunge wie Ventilationsstörungen, Diffusionsstörungen, Durchblutungsstörungen, pulmonalem Bluthochdruck oder anderen Herz-Kreislauf-Erkrankungen sollten Höhenaufenthalte meiden. Als Faustregel gilt – auch für Gesunde: Pro Woche sollte die erreichte Schlafhöhe unter 1000 Höhenmetern liegen. Also langsam in Etappen aufsteigen, die Aufstiegsgeschwindigkeit ist bei der Höhenanpassung entscheidend. Ferner ist darauf zu achten, dass der Oberkörper beim Schlafen leicht erhöht ist. Das vermindert den Druck auf die Lungengefäße. Die Ernährung sollte kohlenhydratreich und leicht verdaulich sein. Hierdurch wird eine schnelle und effektive Energiebereitstellung für den Körper gewährleistet. Die gesteigerte Atmung und die trockene Luft in der Höhe können zu Flüssigkeitsverlust von mehreren Litern pro Tag über die Atmung führen. Folglich müssen diese Flüssigkeitsverluste stündlich, in kleineren Portionen, ersetzt werden. Man sollte keine schwere Bergtour starten, wenn man nicht absolut gesund ist. Das heißt andererseits:

Um eine Tour in Höhen von 4000 bis 5000 Metern genießen zu können, braucht man eine Akklimatisierung von 2 bis 3 Wochen. Über 5300 Meter ist für den Menschen keine Akklimatisierung zu erreichen. Klingen die Symptome einer akuten Höhenkrankheit in den folgenden Tagen bei weiterem Höhenaufenthalt nicht ab, sondern verstärken sich vielleicht noch, ist dringend ein Abstieg in tiefere Regionen angeraten.

TIBET UND CHILE

In die Höhen zu steigen ist gefährlich. Das ist für die Topbergsteiger offenbar Teil des Reizes: «Wenn man dabei nicht umkommen könnte, ist das Interesse bei uns gleich null. Nur weil wir umkommen könnten, gehen wir dorthin – um nicht umzukommen», sagt Reinhold Messner. Doch nicht alle Menschen stellen die Höhenbedingungen vor die gleiche Herausforderung. Das buddhistische Ladakh hatte geschichtlich seit jeher eine enge Bindung an Tibet, und die dortige einheimische Bevölkerung lebt vermutlich seit rund 30 000 Jahren im Hochland. Weltweit kann keine andere Bevölkerungsgruppe auf eine derartig lange Anpassungszeit in extremer Höhenlage zurückblicken. Der entscheidende Vorteil besteht in einer Genmutation, die noch heute bei 88 Prozent der Tibeter nachzuweisen ist und deren Häufigkeit in anderen Bevölkerungsgruppen bei weniger als 1 Prozent auftritt. Seit offenbar mehr als 5000 Jahren lebten die Tibeter danach zum größten Teil isoliert in dieser Region und vermischten sich genetisch kaum mit anderen Gruppen in China. Diese spezielle Mutation verhindert einen zu hohen Anstieg des Hämoglobinwerts unter sauerstoffarmen Bedingungen. Ein entscheidendes Enzym für die Blutbildung wird durch die Mutation so verändert, dass es trotz des Sauerstoffmangels in der Höhe zu keiner gesteigerten Blutbildung kommt – das, was Sportler beim Höhentraining eigentlich erreichen wollen. Leben aber Menschen mehrere Jahrzehnte in der Höhe, hat ein permanent erhöhter Hämoglobinwert vermutlich mehr negative als positive Auswirkungen insbesondere auf das Herz-Kreislauf-System. Durch die Zunahme der Blutzellen erhöht sich die Zähflüssigkeit des Blutes, und die Gefahr einer Verstopfung der Gefäße durch Blutgerinnsel steigt. Außerdem muss das Herz aufgrund der gestiegenen Zähflüssigkeit mehr leisten. Auf die Dauer ist auch das nicht gut. Gleichzeitig atmen die Tibeter sofort schneller, wenn Sauerstoffmangel auftritt. Ferner zeigten Untersuchungen, dass sich ihre Arterien erweitern, was die Abgabe des Sauerstoffs an das Gewebe erleichtert. All diese beeindruckenden evolutionären Anpassungen lassen sich bei den Hochlandbewohnern in den südamerikanischen Anden nicht finden.

Manche Orte dort sind so ungewöhnlich wie das astronomische Observatorium Paranal im Süden der Atacama, dass sie schon als Kulisse für Bond-Filme wie *Ein Quantum Trost* gedient haben. Wir sind in der nördlichen Atacama zu einem anderen, noch exotischeren Observatorium unterwegs. Die staubige Schotterpiste windet sich wie eine riesige Schlange zwischen den Stratovulkanen die Berge hinauf. Am Morgen waren wir von San Pedro de Atacama aus mit zwei Geländewagen gestartet. Dieser kleine Ort liegt in 2400 Meter Höhe, im Schatten des beinahe 6000 Meter hohen Vulkans Licancabur und in einer der trockensten Wüsten der Welt – der Atacama. Diese Wüste zieht sich über 1000 Kilometer entlang der Pazifikküste im Norden Chiles. An mehreren abgelegenen Orten betreibt hier die Europäische Südsternwarte (European Southern Observatory, ESO) sowohl klassische optische Spiegelteleskope wie am Paranal, die zu den größten der Welt gehören, als auch Radioteleskope. Die Atacama ist für beide Arten von Teleskopen ideal geeignet: Störende Umwelteinflüsse wie künstliche Lichtquellen durch Städte oder Fahrzeuge fallen hier nahezu vollkommen weg. Wohnanlagen und Kantinen für die Techniker und Wissenschaftler vor Ort wurden für manche Observatorien gar unter die Erde verlegt. Aber nicht nur Licht stört die Astronomen, sondern auch Luftfeuchtigkeit – insbesondere die Radioastronomen. Sie suchen Orte extremer Lufttrockenheit, um möglichst ungestört ins All schauen zu können. Die Atacama schafft mit ihrer Höhenlage hervorragende klimatische Voraussetzungen zur technischen Erfassung von bestimmten Radioquellen im Universum. Ähnlich wie beim Licht, dessen Wellen im optischen Bereich je nach ihrer Wellenlänge gebrochen werden können, lassen sich auch Radiowellen in einzelne Frequenzen zerlegen. Die Absorption von Radiowellenlängen mit hoher Frequenz erfolgt vornehmlich an Wassermolekülen in der Luft. Je trockener die Luft, umso mehr Signale kommen durch die Atmosphäre und können mit den Parabolantennen empfangen werden. Radiowellen mit niedriger Frequenz hingegen werden von der Ionosphäre, einer besonderen Schicht mit vielen elektrisch geladenen Teilchen in der Atmosphäre weit über uns in 85 bis 700 Kilometer Höhe, gleich zurück ins All reflektiert. Radiowellen im Grenzbereich zwischen Infrarot- und Radiowellen (0,3 bis 9,6 Millimeter) werden von ALMA, dem Atacama Large Millimeter Array am Licanabur, bevorzugt aufgefangen. Dieser Frequenzbereich ist sozusagen das Fenster von ALMA zum Universum. ALMA ist eines der größten bodengebundenen Astronomieprojekte weltweit. Das Observatorium in der Atacama ist im Kern nicht ein Teleskop, sondern eine Anlage, die sich aus insgesamt 66 Teleskopen zusammensetzt, manche von ihnen sind bis zu 16 Kilometer voneinander entfernt. Die Antennen, jede mit einem Durchmesser von 12 Metern, sind untereinander durch Glasfaserkabel verbunden. Um die komplexe Anlage zu steuern, wurde eigens ein Kontroll- und Rechenzentrum mit Krankenstation in 5000 Meter Höhe errichtet – und dahin wollen wir.

Auf unserem Weg hinauf auf das Plateau haben wir bereits zwei Kontrollpunkte passiert. Beim ersten wurde von allen Mitreisenden eine allgemeine Anamnese erhoben, letzter Höhenaufenthalt und eventuelle Beschwerden in der Höhe erfragt, Blutdruck, Pulsfrequenz sowie Sauerstoffsättigung gemessen. Zum Abschluss musste jeder noch in ein Alkoholtestgerät pusten. Erst als diese Bestimmung negativ ausfiel, wurde uns die Weiterfahrt gestattet, nicht ohne uns zum Abschied noch zwei Flaschen mit Sauerstoff und Atemmaske mitzugeben – wie andernorts beim Familienausflug eine Thermoskanne mit Kaffee. An bestimmten Abschnitten werden die Fahrer aufgefordert, sich per Funk bei der Bodenstation zu melden, um über den Verlauf der Fahrt und das eigene Befinden zu berichten. Nicht ohne Grund: Neuere Untersuchungen haben gezeigt, dass es bei der Herunterfahrt vom Hochplateau besonders oft zu schweren Unfällen kommt. Vermutlich weil der Körper sich zu sehr entspannt und eine starke Müdigkeit eintritt. Sicherheit, Gesundheitsschutz, Vorsorge werden großgeschrieben. Wir wollen uns vor Ort ein Bild über die medizinischen Probleme der Mitarbeiter beim Betrieb des Observatoriums und die medizinische Ausstattung in ALMA machen. Wir passieren die Operations Transport Facility in 3000 Meter Höhe. Verschiedene Techniker sind dabei, die 100 Tonnen schweren Radioantennen für ihre Mission auf dem Plateau vorzubereiten und zu testen, bevor sie mit Spezialtransportern auf den *Chajnantor*, das Plateau, verlegt werden. Bis dahin geht es noch einmal 25 Kilometer lang auf einer ansteigenden Piste hinauf zum Herzstück der Anlage. Nach zweistündiger Fahrt erreichen wir diesen unwirtlichen Ort. Die weißen Radioantennen heben sich scharf vor dem azurblauen, absolut wolkenfreien Himmel ab. Es weht ein eisiger Wind. Bautrupps sind damit beschäftigt, Fundamente für neue Antennen zu gießen. Die Arbeitsschritte verlaufen in Zeitlupe. Kein Wunder: Hier auf dem Plateau ist der Sauerstoffgehalt in der Atmosphäre nur noch halb so hoch wie in Meereshöhe. Im Geländewagen merke ich die Höhe kaum, aber schon den Wagen zu verlassen, die Tür zu öffnen und auszusteigen treibt meine Pulsfrequenz in die Höhe. Die Männer arbeiten am Tage nur ein paar Stunden und übernachten auf 3000 Metern, um am nächsten Tag wieder hinaufzufahren. Höhenschichtarbeit wird diese Art von Pendlertum genannt. Mehrere zehntausend Arbeiter, vornehmlich in den chilenischen Kupfer-, Gold-, und Platinminen, arbeiten in Höhenschichtarbeit. Über die Langzeitauswirkungen dieser Art der Berufsbelastung ist noch kaum etwas bekannt. Zum physischen Schutz vor der Kälte und der UV-Belastung in der Höhe tragen die Männer dicke Overalls, Daunenjacken, Helme mit einer breiten Krempe und Nackenschutz. Kein Quadratzentimeter Haut wird der Sonne preisgegeben und Sonnencremes mit Lichtschutzfaktor 50+ sind allenthalben zur Hand. Dunkle Ski- oder Sonnenbrillen schützen die Augen vor der extrem hohen UV-Strahlung am *Chajnantor.* Schon ein paar Minuten reichen, um einen Sonnenbrand zu verursachen.

Doch weit mehr fürchtet das Personal in der medizinischen Ambulanz das Höhen-Hirnödem (High Altitude Cerebral Edema, HACE) oder das Höhen-Lungenödem (High Altitude Pulmonary Edema, HAPE). Das sind lebensgefährliche Flüssigkeitsansammlungen in diesen Organen, die sich binnen Stunden entwickeln können. Ein Aufenthalt auf über 4500 Meter führt bei 0,5 bis 1 Prozent der Menschen zum Höhen-Hirnödem. Das liegt daran, dass die Flüssigkeitsansammlung beim HACE den Druck im Gehirn erhöht; der Tod erfolgt meist dadurch, dass der Hirnstamm mit seinem Atem- und Kreislaufzentrum in der Medulla oblongata an der knöchernen Schädelbasis eingeklemmt wird (Abbildung 2). Heftigste Kopfschmerzen sind für diesen Zustand charakteristisch, ähnlich wie bei einem schweren Migräneanfall. Dazu kommen Benommenheit, Erbrechen, Lichtempfindlichkeit, Halluzinationen und neurologische Ausfälle bis hin zum Koma. Erste Anzeichen für HACE können eine geringe Teilhabe der Betroffenen an Aktivitäten der Gruppe sein, eine gewisse Apathie, Orientierungsschwierigkeiten oder Gangstörungen. Das gesamte Krankheitsbild kann sich in wenigen Stunden dramatisch zuspitzen. Ähnlich verhält es sich mit dem Höhenlungenödem. Diese Erkrankung wird immerhin bei 6 Prozent der Menschen beobachtet, die sich auf eine Höhenlage von über 4500 Meter begeben. Auch bei HAPE kommt es zu einer vermehrten Flüssigkeitseinlagerung – diesmal in der Lunge. Man kann rasselnde Atemgeräusche über der Lunge deutlich vernehmen. Für HACE und HAPE gilt: Erstens den Patienten so schnell wie möglich in tiefere Höhenlagen bringen; zweitens bei HAPE den in der Regel erhöhten Druck in den Lungengefäßen senken; und drittens Sauerstoff geben. In der Notaufnahme von ALMA behandelt das Team gerade einen Fall mit Verdacht auf HAPE: Der Patient liegt mit leicht erhöhtem Oberkörper auf dem Krankenbett, er sieht fahl aus, hat bläuliche Lippen und erhält über eine Maske Sauerstoff mit einer Flussrate von 4 bis 6 Litern/Minute. Er bekommt ein blutdrucksenkendes Medikament. Der Patient ist in Decken gehüllt, um ihn vor Unterkühlung zu schützen. Unterkühlung erhöht sowohl den Stress als auch den Sauerstoffverbrauch des Patienten, und beides kann sich negativ auf den Heilungsverlauf beim Patienten auswirken. Zeitgleich mit den Maßnahmen der Ärzte treffen zwei Rettungssanitäter die letzten Vorbereitungen zur Evakuierung des Patienten in tiefere Regionen nach San Pedro de Atacama im geländegängigen Krankenwagen des Observatoriums.

Die Bedingungen in den hohen Andengebieten sind zweifellos extrem. Wie können also die Aymara und Quechua, die Ureinwohner Südamerikas, dort leben? Vor rund 100 000 Jahren verließ der moderne Mensch Afrika und besiedelte in den folgenden Zehntausenden Jahren Asien, Australien und, nach neueren paläanthropologischen Untersuchungen, in einer letzten Wanderungswelle vor 20 000 Jahren Nord- und dann Südamerika. Es dürften zunächst nur kleine Gruppen gewesen sein, die über Sibirien und die Beringstraße nach Nordamerika gelangt sind. Sie folgten der Pazifikküste nach Süden und begannen vor rund 14 000 Jahren, die Hochebenen Südamerikas zu besiedeln. Heute leben mehr als 30 Millionen Menschen auf über 2500 Meter Höhe in dem Andenraum. Darunter 5,5 Millionen Aymara, indigene Ureinwohner mit eigener Sprache, die auf dem Altiplano in Bolivien, Peru und im Norden Chiles in bis zu 4400 Meter Höhe leben. Diese Aymara haben wenige Genregionen mit den Tibetern gemeinsam und unterscheiden sich von diesen, was die Höhenanpassung betrifft, in zwei wichtigen Merkmalen. Zum einen weisen die Aymara einen geringeren Atemreiz auf Sauerstoffmangel auf. Dieser Atemreiz ist bei den Tibetern viel stärker ausgeprägt. Ferner führt der Sauerstoffmangel bei den Aymara zu einer vermehrten Bildung von roten Blutzellen, der sogenannten Polycythämie. Mehr Zellen, um Sauerstoff zu binden, scheint zunächst für die Höhe sinnvoll, führt aber langfristig, wie erwähnt, zu einer Überlastung des Herz-Kreislauf-Systems. Die evolutionäre Strategie, geringe Zellzahl und verstärkter Atemreiz, scheint offenbar eine günstige Strategie zu sein. Allerdings wahrscheinlich auch nur eine von vielen. Denn neueste genetische Untersuchungen an der peruanischen Andenbevölkerung zeigen ein sehr viel differenzierteres Bild. Danach ergibt sich für die Geschichte der Bevölkerung in Peru eine Abspaltung zwischen der Hochland- und der Flachlandpopulation zwischen 9200 und 8200 vor Christus. Dann folgt eine rapide Abnahme der Bevölkerung nach Kontakten mit Europäern. Bei südamerikanischen Flachlandbewohnern ist dieser Zusammenbruch deutlich stärker ausgeprägt als bei den Hochlandbewohnern. Außerdem führten Genmutationen bei den Hochlandbewohnern dazu, dass sie Stärke wesentlich besser verstoffwechseln können, was bei verringertem Sauerstoffangebot aus physiologischer Sicht Sinn ergibt.

KAPITEL 3

Energie

New York City, 1880. Der amerikanische Arzt Henry Tanner, 1848 im Alter von 17 Jahren von England in die USA ausgewandert, schließt eine Wette ab. Er will 40 Tage nichts essen und ausschließlich Wasser zu sich nehmen. Er sieht dies auch als Ausdruck seiner Willensstärke und ist überzeugt, dass er durch Hungern Krankheiten besiegen kann. Tanner ist fast 50 Jahre alt, als er im Juni sein Experiment in der Clarendon Hall in New York beginnt. Er wird Tag und Nacht überwacht. Zehntausende von Besuchern kommen, um ihn hungern zu sehen, der Eintritt wird prompt von 25 Cent auf einen halben Dollar erhöht. Nach 40 Tagen hat er verschiedenen Quellen zufolge mehrere zehntausend Dollar verdient. Er hat 17,5 Kilogramm abgenommen und wiegt 61 Kilogramm. Noch mehrmals danach tritt Tanner als der «Hungerdoktor» auf, sein öffentliches Experiment gilt als Beginn eines weltweiten Trends. In Europa werden Giovanni Succi und Wilhelm Bode alias Ricardo Sacco um die Wende des 20. Jahrhunderts berühmte Vertreter dieser eigenartigen Form der Selbstdarstellung. Succi hungerte bereits gegen Ende der 1880er Jahre in Mailand und Florenz. 1905 trat in Wien die erste Hungerkünstlerin auf: Die Schauspielerin

Auguste Victoria Schenk wollte diese Bühne nicht den Männern überlassen und hungerte 23 Tage lang. In der lokalen Presse heißt es dazu: «Der Concurrenzkampf tobt auf allen Gebieten menschlichen Lebens; die Frau ist in vielen Berufsclassen zur gefürchteten Rivalin des Mannes geworden und nun haben die weiblichen Emancipations-Gelüste sogar die brotloseste aller Künste – die Hungerkunst, die bisher von Männern allein ausgeübt wurde – streitig gemacht. Frau Auguste Victoria Schenk, eine ehemalige Tragödin, ist die kühne Dame, die es unternommen hat, zu beweisen, daß auch das schwache Geschlecht unter Umständen einen starken Magen hat.» Nicht immer soll es bei diesen Veranstaltungen mit rechten Dingen zugegangen sein. So wurde der Hungerkünstler Succi in Wien beim Verzehr eines Steaks ertappt. Nach dem Ersten Weltkrieg löst der deutsche Hungerkünstler Siegfried Herz aus Krefeld alias «Jolly» mit seinem Auftritt in Berlin einen wahren Boom aus. Er hungert im Februar und März 1926 in einem Glaskasten 44 Tage lang und stellt einen neuen «Hungerrekord» auf. 350 000 Besucher schauen ihm dabei zu. Am Ende ist er um etwa 130 000 Reichsmark reicher – was nach heutiger Kaufkraft 480 000 Euro entspricht. In Berlin lässt sich die Hungerkünstlerin «Daisy» in einem verplombten Glaskasten im «Dresdner Felsenkeller» in der Friedrichstraße 122 einsperren und stellt mit 34 Tagen einen neuen Hunger-Weltrekord für Frauen auf. Berlin und Wien werden ein Mekka für Nachahmer, nach nur einem Monat wird Jollys Rekord von dem Gespann «Harry und Fastello» bereits um einen Tag überboten. Um Haaresbreite wären die beiden aber an einer Nikotinvergiftung gestorben. Sie sollen in dieser Zeit bis zu 200 Zigaretten pro Tag geraucht haben. Allmählich ebbte das Interesse an den «Hungerkünstlern» ab. Nach dem Zweiten Weltkrieg trat 1950 mit dem Hungerkünstler «Hero» im Frankfurter Zoo nochmals ein Schausteller auf – er hungerte 53 Tage. Schließlich erregte 2003 der Aktionskünstler David Blaine im Glaskasten über der Themse in London als Hungerkünstler Aufmerksamkeit – er nahm 25 Kilogramm in 44 Tagen ab, das öffentliche Interesse an solchen Darstellungen aber auch.

Die Hochphase dieses Kulturphänomens sind die Jahre 1880 bis 1930. Für Franz Kafka, der 1922 dem Hungerkünstler in der *Neuen Rundschau* eine Erzählung widmet, ist die Figur das Sinnbild des Künstlers schlechthin. Gleichzeitig beginnt die Wissenschaft sich mit dem Thema zu beschäftigen. Den Berliner Ernährungsphysiologen Nathan Zuntz und sein Team vom Tierphysiologischen Institut der Königlich Landwirtschaftlichen Hochschule interessieren die physiologischen Vorgänge beim Hungern. Cetti, einer dieser berühmten Hungerkünstler jener Zeit, nimmt bei seinem Aufenthalt in Berlin 1887 Kontakt zu diesen Ernährungswissenschaftlern auf. Sie sollen seinen Hungerversuch wissenschaftlich begleiten. Zuntz und seine Mitarbeiter Lehmann, Müller, Munk und Senator vermerken hierzu: «Cetti hatte aus eigenem Antrieb den Plan gefaßt, ... ein 20- oder 30-tägiges Fasten durchzuführen und dieses in Berlin zum Gegenstand einer öffentlichen Schaustellung zu machen.» Sie vermuten, dass es ihm vor allem um Publikumsaufmerksamkeit geht, sind aber dennoch an dem Experiment interessiert. Die Bedingungen sind alles andere als wissenschaftlich. Cetti schließt im Vorfeld mit verschiedenen Medien und Publikationsorganen Vereinbarungen, die dem Ablauf eines wissenschaftlichen Experiments deutlich zuwiderlaufen, und auch der Ort des Geschehens, ein Gasthof, bereitet den Wissenschaftlern Kopfzerbrechen: «Insbesondere der von Cetti zum Aufenthaltsort gewählte Saal ist wenig geeignet seiner Größe wegen und weil er schlecht heizbar war, sodass es in den Märztagen, in welche die Untersuchung fiel, oft empfindlich kühl wurde. Aus dem Saal führte eine Thür in das Schlafcabinet. In dem Saal war durch ein Gitter ein Raum eingefriedigt, in dem Cetti aus seinem Schlafcabinet eintreten konnte und welchen andere, als die mit der Untersuchung und Bewachung betrauten Personen, nicht betreten durften. In diesem Raum war die Waage, der Apparat zur Untersuchung der Respiration, die Messgefässe für den Harn und andere zur Beobachtung nothwendige Instrumente und Utensilien untergebracht, hier stand auch ein Sopha, auf welchem liegend Cetti einen grossen, später den grössten Theil des Tages zubrachte.» Schließlich sprechen die Berliner Behörden ein «Verbot der öffentlichen Schaustellung» aus – durch den Wegfall der Eintrittsgelder droht der ganze Versuch zu scheitern. Am Ende übernehmen die persönliche Stiftung von Rudolf Virchow und die Berliner Medicinische Gesellschaft einen Teil der Finanzierung.

Am 11. März 1887 ist es so weit. Im Saal werden alle Fenster und Türen versiegelt, das Wachpersonal bezieht Position. Um 12 Uhr nimmt Cetti seine letzte Mahlzeit ein, um dann nur noch Berliner Leitungswasser zu sich zu nehmen – rauchen darf er. Der Mitarbeiter des Tierphysiologischen Instituts hält am 12. März morgens in seinem Eingangsuntersuchungsprotokoll fest: «Name Cetti, Alter 26 Jahre ... Mittelgrosser, schlanker Mann von heller Hautfarbe, blonden Haaren, gracilem Knochenbau. Musculatur mittelmässig entwickelt, aber von guter Consistenz. Fettgewebe gering, es lassen sich weite, fettarme Hautfalten aufheben ... Thorax schmal.» Sein Körpergewicht wird bei der Eingangsuntersuchung mit 57,08 Kilogramm angegeben, er ist «mager und besonders fettarm», und sein subjektives Befinden soll am 12. März morgens «ein vorzügliches» gewesen sein. Er gibt an, kein Hungergefühl zu haben.

Am 15. März 1887, dem 4. Hungertag, werden keine wesentlichen Veränderungen vermerkt. Dies wird auch am folgenden Tag berichtet, nur scheint Cetti schneller zu ermüden. Außerdem berichtet er, schlechter zu schlafen und von Zeit zu Zeit Schmerzen im Oberbauch zu haben. Auch am 6. Hungertag treten keine wesentlichen Änderungen gegenüber den anderen Tagen auf mit Ausnahme wieder von vereinzeltem Aufstoßen und Schmerzen im Magen-Darm-Bereich. Am 7. Hungertag, dem 18. März, klagt er über stärkere Schmerzen im Bauch und ein Brennen beim Urinieren, die im Laufe des Tages an Intensität zunehmen. Am 8. Hungertag morgens hat die Versuchsperson zum ersten Mal Stuhlgang im Hungerversuch und fühlt sich eigenen Angaben zufolge danach wieder vollkommen wohl. Doch seine Ruhezeiten nehmen auffallend zu, und die Untersucher notieren, dass er vermehrt äußert zu frieren. Am 20.

und 21. März sieht er nach Beobachtungen der Untersucher «blasser aus, das Gesicht erschien hohläugig und eingefallen, die Bewegungen schienen ihm schwerer zu fallen, er wurde stiller und reizbarer». Er selbst soll diese Veränderungen an sich nicht beobachtet haben. Von nun an verließ Cetti das Sofa im Saal kaum noch tagsüber und hüllte sich in Decken – und wenn er sich einmal davon erhob, so stellten die Untersucher fest, stieg seine Pulsfrequenz rasch von circa 80 pro Minute auf 104. Am Morgen des 22. März taumelt er beim Aufstehen, ihm wird schwindelig, und er wird fast bewusstlos. Im Bericht heißt es: «Da hierbei der Puls klein und beschleunigt wurde (112), so erachteten die beobachtenden Ärzte es nicht für unbedenklich, den Hunger weiter fortsetzen zu lassen, und es wurde deshalb beschlossen, den Versuch abzubrechen». Cetti soll sich gegen diesen Beschluss «auf's heftigste» gesträubt haben: «Nur als ihm versichert wurde, dass bei weiterer Fortsetzung des Hungerns sowohl die ärztliche Beobachtung als auch die Wache zurückgezogen würde, entschloss er sich den Hungerversuch abzubrechen.» Eine abschließende Messung des Körpergewichts ergibt bei ihm 50,65 Kilogramm. Im Ganzen hatte Cetti in den 10 Hungertagen des Experiments 6,35 Kilo Körpergewicht oder 11 Prozent Körpermasse verloren. Die Untersucher stellen zu ihrer Überraschung fest, dass die Abnahmen nicht gleichmäßig erfolgten, sondern in drei Phasen: In den ersten fünf Tagen eine wesentlich deutlichere Abnahme von 4,4 Kilogramm oder 0,9 pro Tag. In der zweiten Phase am 6. und 7. Tag auffallend geringer Verlust an Körpergewicht. Die Untersucher führen das darauf zurück, dass Cetti an diesen beiden Tagen auffallend viel

Leitungswasser getrunken hat. An den letzten drei Tagen verliert er täglich 500 bis 600 Gramm oder insgesamt noch mal 1,7 Kilogramm. Nach Versuchsende erhält er zunächst sehr leichte Kost in Form einer Bouillon (140 Milliliter), 16 Gramm Eiweiß, 17,5 Gramm Weißbrot und 13,5 Gramm Sherry. Abschließend wird festgehalten: «Cetti vertrug diese Mahlzeiten ohne Beschwerden, sein Aussehen und seine Stimmung besserten sich rasch.» Ein Jahr später wurde der zweite Freiwillige, ein 21-jähriger junger Mann, mit Namen Breithaupt im März 1888 einem Hungerversuch unterzogen, der jetzt zur besseren Kontrolle, wie die Untersucher fanden, direkt in den Laborräumen im Tierphysiologischen Institut durchgeführt wurden. Cetti hatte zu diesem Zeitpunkt bereits eine weitere Hungerkampagne in London hinter sich. Nur drei Monate nach Abschluss der Versuche in Berlin hatte er sich dafür im Juni 1887 in der Billiard Hall des Royal Aquariums in London niedergelassen – für 30 Tage. Zugang für Zuschauer von 11 Uhr morgens bis 11 nachts, Eintritt: 1 Shilling.

Was folgte, waren monatelange akribische Untersuchungen der Messergebnisse zum Sauerstoffverbrauch und zur Kohlendioxydabgabe über die Atmung, um den Respirationsquotienten zu berechnen, der Aufschluss darüber gibt, wann was in welchem Ausmaß im Körper verstoffwechselt wurde. Die Belastungstests mit einem sogenannten «Ergographen» gaben den Wissenschaftlern Hinweise auf die Herz-Kreislauf-Funktionen beim Hungern. Der gesammelte Harn der Versuchsproben wurde auf die unterschiedlichsten biochemischen Abbauprodukte untersucht, um Aufschlüsse über die Veränderungen des Stoffwechsels zu erhalten. Säurewerte wurden ermittelt, Harnstickstoff und Harnschwefel bestimmt sowie die Elektrolyte von Natrium, Kalium, Phosphaten, Magnesium und anderen Elemente. Das Ganze dauerte volle fünf Jahre, bis 1893. Dann waren die Ergebnisse in Tafeln und Tabellen auf 228 Seiten dokumentiert: eine von zwei der umfangreichsten ernährungsphysiologischen Studien ihrer Zeit zu den Auswirkungen des Hungerns auf die Physiologie des Menschen. Zu den neuen Erkenntnissen aus dieser Studie zählte die genaue Quantifizierung der Eiweiß- und Fettverbrennung beim Menschen; bisher hatten überwiegend nur Untersuchungsergebnisse von anderen Säugetieren vorgelegen. Der für die Untersucher überraschendste Befund war, dass die Knochenmasse abnahm und die Wärmeproduktion des Körpers trotz des Hungerns aufrechterhalten werden konnte. Noch nicht klären ließ sich damals, wie eigentlich Hunger entsteht und durch welche Mechanismen die Nahrungsaufnahme des Menschen kontrolliert wird. Heute wissen wir, wie Hunger entsteht.

PHYSIOLOGIE DES HUNGERS

Hunger und Sattheit sind sogenannte homöostatische Regulationen des Körpers. Homöostatische Regulationen stellen die Grundbedürfnisse eines Organismus sicher wie Schlaf, ausreichende Nahrungs- und Flüssigkeitszufuhr; sie dienen in biologischen Systemen dazu, einen Gleichgewichtszustand herzustellen, zum Beispiel zwischen Nahrungsaufnahme und Energieverbrauch des Körpers. Die Regulation von Hunger und Sättigung, die Nahrungszufuhr, hat dabei grob vereinfacht zwei Teile, einen homöostatischen und einen nicht homöostatischen. Das homöostatische System achtet einerseits auf die Energiereserven im Körper. Dies ist eine Langzeitregulation und steuert im Wesentlichen die Menge des Fettgewebes im Körper. Das nicht homöostatische System kontrolliert die Nahrungsaufnahme. Dieser Teil des Systems ist für die Kurzzeitregulation verantwortlich. Für die Langzeitregulation des Fettgewebes im Körper braucht es Signale über dessen Menge. Diese Signale übernehmen klugerweise die Fettzellen selbst. Sie produzieren das Hormon Leptin. Die Menge des produzierten Hormons entspricht der Menge der gebildeten Fettzellen. Dies ist eine langsame, sich über Tage und Wochen hinziehende, aber sehr genaue Regulation. Wenn umgekehrt Fettzellen abgebaut werden, sinkt der Spiegel des Hormons im Blut, und der Organismus wird mit der Zeit zunehmend aufgefordert, sich Nahrung zu suchen, damit die Menge der Fettzellen nicht unter ein bestimmtes Niveau fällt. Ideal für den 20- bis 40-jährigen Mann sind 10 bis 20 Prozent und für die Frau um die 25 Prozent Anteil Fettzellen am Körpergewicht (Abbildung 7). Mit dem Alter nimmt bei beiden Geschlechtern der Fettanteil am Körpergewicht zu. Diese Regulation des Fettgewebes läuft sehr langsam über Tage und Wochen ab, aber bis auf 1 Prozent genau. Die Informationen werden auf dem Blutweg dem Hirnstamm und dem Hypothalamus mitgeteilt, einem Organ, das wir schon häufiger als zentrale Schaltstelle kennengelernt haben, wenn es um die Grund-

ABBILDUNG 7

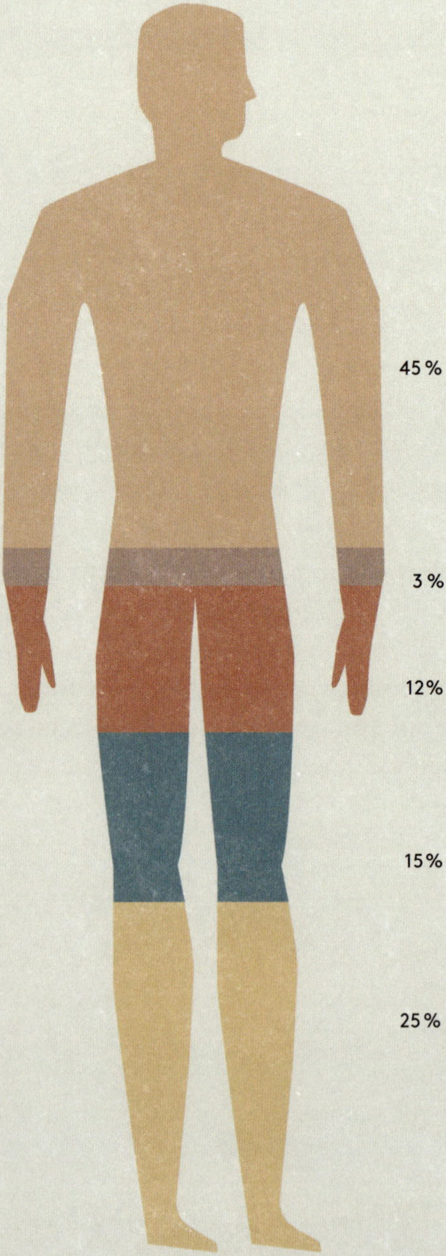

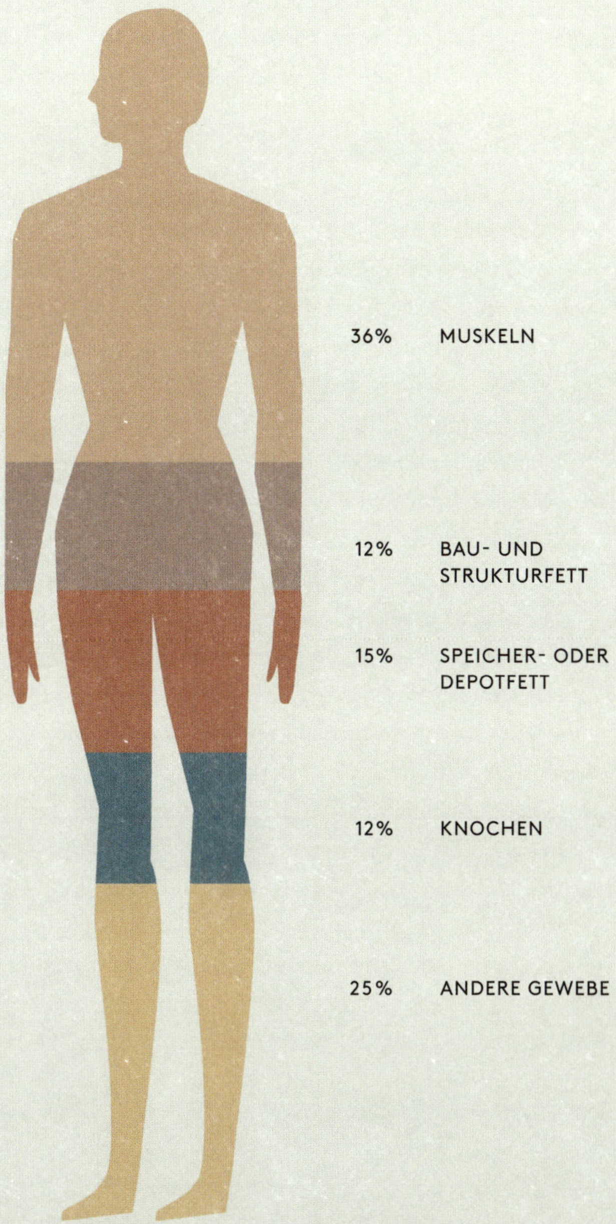

36% MUSKELN
12% BAU- UND STRUKTURFETT
15% SPEICHER- ODER DEPOTFETT
12% KNOCHEN
25% ANDERE GEWEBE

bedürfnisse des Menschen geht. Eingeschaltet in die Regulation ist auch die Bauchspeicheldrüse. Die Bauchspeicheldrüse produziert in den B-Zellen, den Langerhanszellen, das Hormon Insulin. Es steuert den Glukosestoffwechsel im Körper.

Schnell, dafür aber auch mengenmäßig viel ungenauer ist die Kurzzeitregulation im Körper. Auch diese Regulationswege sind eng über nervale Informationswege und die Blutbahnen mit speziellen Zellen/Zellgruppen im Hirnstamm und Hypothalamus verbunden. Sie erhalten Signale insbesondere aus dem Magen-Darm-Trakt und sind für das Sättigungsgefühl verantwortlich. Denn wir müssen ja die Nahrungsaufnahme beenden, bevor die Nahrungsprodukte im Magen-Darm-Trakt in ihre Bestandteile zerlegt, durch die Darmwand ins Blut und von dort zu den Organen transportiert werden. Dies wird durch den großen Nerven mit Namen Vagus erreicht, der über ein sehr dichtes Netz von Nervenbahnen im Magen-Darm-Trakt verfügt. Diese übermitteln durch chemische und mechanische Sinneszellen dem Hirnstamm Informationen darüber, wie viel und insbesondere was für eine Art von Nahrung aufgenommen wurde: Handelt es sich um Zucker, Eiweiße oder Fette? Diese nervalen Informationswege sind mit speziellen Regionen im Hirnstamm und im Hypothalamus verbunden. Das Komplizierte daran ist, dass die langsamen Signale für die Langzeitregulation aus dem Fettgewebe und der Bauchspeicheldrüse mit den Signalen der Kurzzeitregulation aus dem Magen-Darm-Trakt abgeglichen werden müssen. Hierzu gehören neben Leptin und Insulin noch eine ganze Reihe von

Botenstoffen wie Cholezystokinin oder wie Grehlin, Pankreatisches Peptid, Peptid YY und Glukagon-like-Peptide-1. Lang- und Kurzzeitregulation treffen sich also in verschiedenen Nervenpopulationen im Hypothalamus. Dort tauschen sie Informationen untereinander aus, und heraus kommt ein Fördern (Anabolismus) oder Hemmen (Katabolismus) der Nahrungsaufnahme. Das braucht seine Zeit: Diese Steuerung der Nahrungsaufnahme erfolgt über den Hirnstamm. Und hierfür gibt es wieder eigene Botenstoffe im Hirnstamm wie das Melanin-concentrating-Hormon, das Neuropeptid Y oder das Agouti-related-Peptide. Bei Versuchen an Ratten hat sich gezeigt, dass eine erhöhte Konzentration von Botenstoffen wie dem Neuropeptid Y oder dem Agouti-related-Peptide-1 über vermehrte Produktion von anderen Botenstoffen, wie Orexin und dem Melanin-concentrating-Hormon aus dem Hypothalamus, die Nahrungsaufnahme über Zentren in der Medulla oblongata fördert. Eine anhaltende Stimulation dieses Signalweges führt zur Ausbildung der Zuckerkrankheit, des Diabetes mellitus. Gegenspieler von Orexin und dem Melanin-concentrating-Hormon gibt es natürlich auch. Diese Botenstoffe hemmen die Nahrungsaufnahme und fördern den Katabolismus. Eine zentrale Rolle bei der Regulation, ob ein abbauender (kataboler) Stoffwechsel, wie es beim Hungern der Fall ist, oder ein aufbauender (anaboler) Stoffwechsel im Körper eingeschlagen wird, hängt nach neueren Erkenntnissen vom sogenannten alpha-Melanozyten-stimulierenden Hormon im Hypothalamus ab. Damit sind die wesentlichen Signalgeber für Hunger und Sättigung mit ihren zungenbrecherischen Namen genannt.

Was noch nicht klar ist: Wo empfinden wir Hunger und Sattheit im Gehirn? Welche Strukturen sind dafür verantwortlich, und wie können diese Empfindungen unter Umständen durch andere Zentren im Gehirn beeinflusst beziehungsweise überspielt werden? Schließlich ist die Zunahme von übergewichtigen Menschen vor allem in den westlichen Gesellschaften unübersehbar. Neueste Zahlen zum Body Mass Index (BMI) gehen bereits von 2,2 Milliarden Menschen mit Übergewicht weltweit aus – grotesk bei dem Hunger auf der Welt andererseits. Der BMI errechnet sich aus dem Körpergewicht (in Kilogramm), geteilt durch Körpergröße (in Meter) zum Quadrat. Ein 1,80 Meter großer Mensch mit einem Gewicht von 70 Kilogramm hat danach einen BMI von 21,6 ($70:1{,}80^2 = 21{,}6$). Als «normal» gilt ein BMI zwischen 18,5 und 24,9. Bei einem BMI von 25 bis 29,9 spricht man von Übergewicht und bei einem BMI von über 30 von Adipositas. Die Adipositas wird neuerdings von der Weltgesundheitsorganisation (WHO) nochmals in drei Kategorien unterteilt: BMI 30 bis 34,9 Grad I, 35 bis 39,9 Grad II und ein BMI gleich oder über 40 Grad III der Adipositas. Stark untergewichtig sind Personen, die einen BMI von unter 16 aufweisen. Bei einem BMI unter 16 wird von Magersucht (Anorexia nervosa) oder Kachexie gesprochen. Wobei es sich bei der Anorexia nervosa um eine Erkrankung vor allem bei jungen Mädchen und Frauen handelt, die aber zunehmend auch bei Männern beobachtet werden kann. Sie geht in der Regel mit einer Essstörung einher. Die *Kachexie* hingegen beschreibt einen Gewichtsverlust, der zum Beispiel im Rahmen von Krebserkrankungen zu beobachten ist. Da Männer (meistens) mehr Muskelmasse als Frauen haben, sind die BMI-Grenzwerte für Männer gegenüber denen der Frauen leicht verschoben: Ein normaler BMI für Männer liegt zwischen 20 und 25 und bei Frauen von 19 bis 24. Kurz: Als übergewichtig werden Erwachsene mit BMI über 25 und als fettleibig jene mit einem BMI über 30 gezählt. Von zwei Milliarden Übergewichtigen weltweit sind schon über 700 Millionen, das heißt mehr als ein Drittel, als fettleibig zu bezeichnen. Bei diesen Zahlen erscheint klar, dass alle Kenntnis der besprochenen physiologischen Signalwege interessant und aufschlussreich ist, aber offensichtlich die Regelung des Körpergewichts «ausgehebelt» werden kann. Aber wodurch? Welche Sinneszellen im Körper und welche Teile im Hirn sind daran beteiligt?

KNURRT DAS HIRN WIE EIN MAGEN?

Hunger- und Sättigungsgefühle kommen nicht aus dem Magen, wie man vielleicht annehmen könnte, sondern werden im Gehirn, im somatoviszeralen Kortex, «erzeugt». Dieses Nervensystem ermöglicht die subjektive Wahrnehmung unseres Körpers und beruht zum großen Teil auf den Wahrnehmungsfunktionen der Haut, der inneren Organe und des Bewegungssystems. Im Gehirn befindet sich der größte Teil davon im Bereich des Gyrus postcentralis, der ersten Hirnwindung hinter der großen Zentralfurche (Abbildung 2). Dieser Region ist wiederum mit anderen Bereichen im Hirn verschaltet, dem mittleren Frontalhirn, einer Region, die an der Stirnseite des Gehirns liegt und eng mit der Insel und dem limbischen System verschaltet ist. Letzteres ist eine Funktionseinheit im Gehirn, die an der Verarbeitung von Emotionen und an der Entstehung von Triebverhalten beteiligt ist. In diesen Strukturen verlaufen empfindliche Nervenstrukturen, die Informationen über mechanische Reize wie Druck und Vibration oder entzündliche Prozesse aus dem Magen-Darm-Trakt, dem Mund einschließlich des Zungengrundes sowie Geschmacksempfindungen weiterleiten beziehungsweise zusammenführen. Zu den weiteren Geschmacksempfindungen neben süß, sauer, bitter und anderen sehr spezialisierten Sinneszellen für den Geschmack von Fleisch zählen auch geruchs- und optische Reize, die durch die Speisen gesetzt werden. Und da sind wir bei einem physiologischen Kern des Problems angelangt, wenn es um die Ursachen von zunehmendem Übergewicht in der Bevölkerung geht: Diese vielfältigen Sinneseindrücke und das Ritual des gemeinsamen Essens können die homöostastischen Regulationen «überspielen», die für die Aufrechterhaltung des inneren Gleichgewichts, der Homöostase, im Körper verantwortlich sind. Außerdem weisen neueste ernährungsphysiologische Studien darauf hin, dass das Mikrobiom, also die für die Aufspaltung und Verdauung im Darm befindlichen Bakterien, direkt mit dem Gehirn des Organismus kommunizieren. Aber nicht nur das: Es findet offensichtlich bei Paaren, die länger zusammenleben, ein Austausch des Mikrobioms untereinander statt. Mit der Zeit gleichen sich die Mikrobiome an. Die ganzen Konsequenzen dieser neuesten Forschungsergebnisse sind noch nicht absehbar. Nur eins ist wohl richtig, was jeder bestätigen kann: In Gesellschaft schmeckt es uns besonders gut! Das wiederum kann zur Folge haben, dass wir mehr Nahrung zu uns nehmen, als wir eigentlich benötigen, und als Fett im Körper speichern. Einst in der Evolution ein durchaus positiver Mechanismus, der unseren Vorfahren ermöglichte, in Zeiten eines gewissen Nahrungsüberflusses in der Natur Energiespeicher in Form von Fett im Körper aufzubauen, um dürre Zeiten zu überleben.

Das Aushebeln der homöostatischen Regulation geschieht vermutlich durch Teile des Nucleus accumbens. In dieser Region wird das Belohnungszentrum im Hirn verortet, das spielt auch bei der Entwicklung von anderen Suchtphänomenen eine übergeordnete Rolle. Der Nucleus accumbens ist eng mit dem Hypothalamus verschaltet und führt durch eine Hemmung von Informationswegen zu einer vermehrten Nahrungsaufnahme. Hier ein Beispiel: Das Kuchenstück ist so lecker, dass der Nucleus accumbens signalisiert: mehr davon – obgleich die homöostatischen Regulationen ein Sättigungsgefühl aussenden. Ein Blick auf das nächste Tortenstück, der Dopaminspiegel im Nucleus accumbens steigt, der Griff zur Kuchengabel erscheint unausweichlich und die Belohnung durch eine süßliche Speise im Mund zum Greifen nah. In diesem Stadium sind vernunftgesteuerte Handlungsanweisungen des Frontalhirns gefragt, die diese Handlungsschritte auf ihre Sinnhaftigkeit überprüfen und uns gegebenenfalls zu einem Unterlassen der Nahrungsaufnahme auffordern – trotz signalisierter Begierde durch den Nucleus accumbens. Sind die Regelkreise der homöostatischen Regulation intakt, wird normalerweise durch chemische und mechanosensible Nervenzellen die Nahrungs-

ABBILDUNG 8

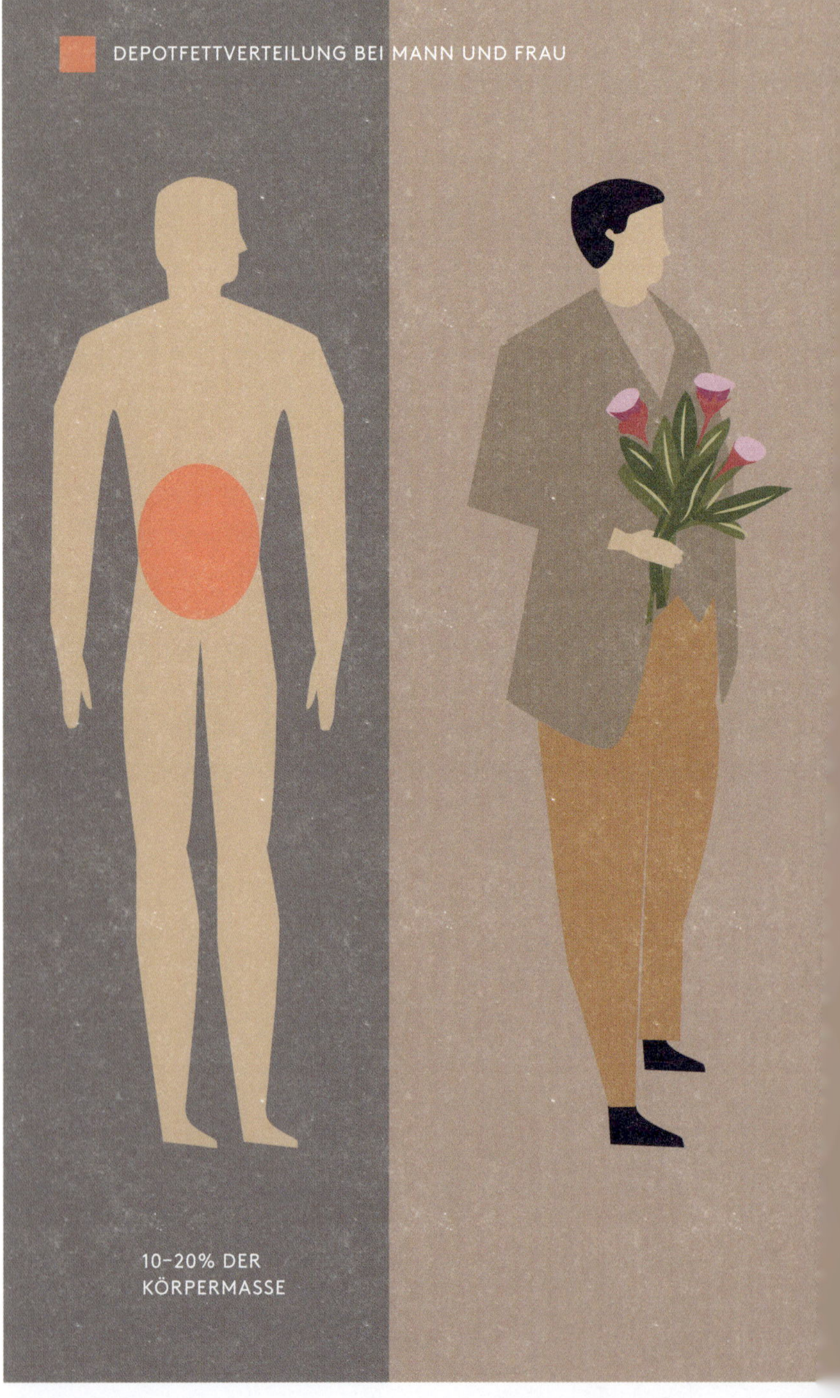
DEPOTFETTVERTEILUNG BEI MANN UND FRAU
10–20% DER
KÖRPERMASSE

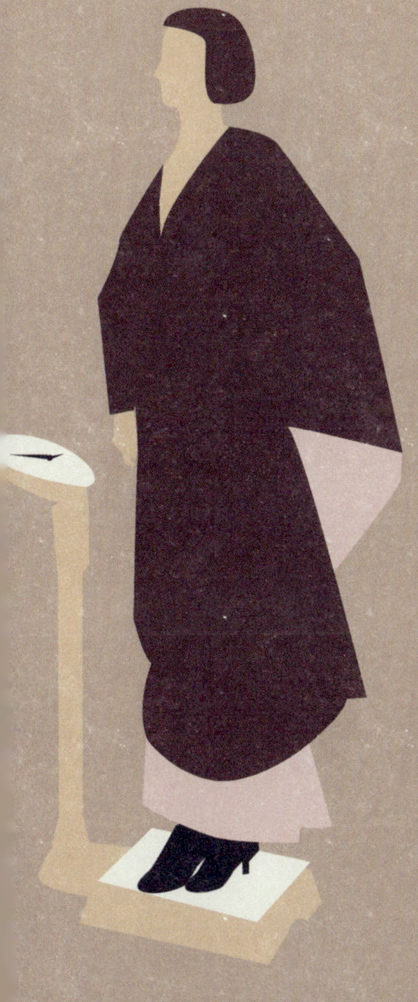

HUNGERKÜNSTLERIN
DAISY WIRD GEWOGEN

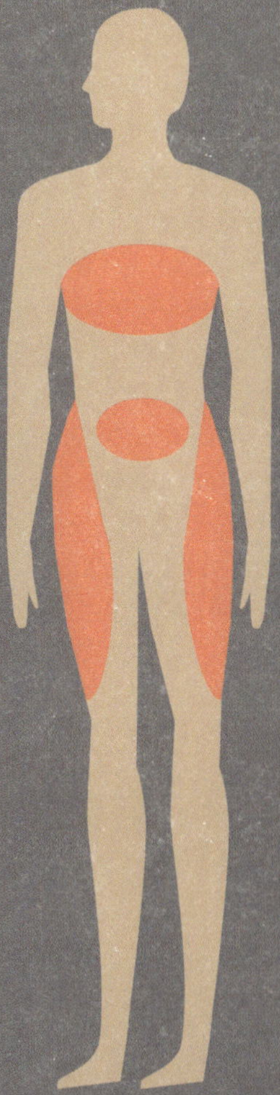

20–30% DER
KÖRPERMASSE

aufnahme recht frühzeitig beendet. Dies geschieht, bevor die aufgenommenen Nahrungsmittel in ihre eigentlichen biochemischen Bestandteile im Magen-Darm-Trakt zerlegt werden. Dieses sogenannte präresorptive Sättigungsverhalten wird durch die im Magen-Darm-Trakt vorhandenen Konzentrationen von Kohlenhydraten, Fetten und Eiweißen sowie von den vorhandenen Verdauungsenzymen gesteuert (Abbildung 9).

FASTEN

Definitionsgemäß bedeutet Fasten einen Verzicht auf jegliche Nahrungsaufnahme. Diese sehr enge Auslegung des Begriffs wird von den meisten Fastenden nicht eingehalten, da sie Flüssigkeit zu sich nehmen. Diese Flüssigkeitsaufnahme verhindert zunächst eine Übersäuerung im Körper. Umgangssprachlich versteht man unter Fasten eine Abnahme der Nahrungszufuhr. Damit aber entspricht das Fasten einer Reduktionsdiät. Es gibt verschiedene religiöse, medizinische und politisch motivierte Gründe zum freiwilligen Verzicht auf Nahrungszufuhr. Zu den religiösen Gründen zählen Buße, Opferbereitschaft, Reinheit, wie es in den christlichen und islamischen Fastenperioden zum Ausdruck kommt. Während der christlichen Fastenperioden wird häufig Fleisch durch Fisch ersetzt, und es darf Flüssigkeit zu sich genommen werden; im islamischen Fastenmonat Ramadan sind die Einschränkungen weitreichender: keine Nahrungs- und Flüssigkeitszufuhr zwischen

Sonnenauf- und -untergang. Medizinische Gründe können bei der Therapie und Prophylaxe etwa von Stoffwechselerkrankungen eine Rolle spielen und finden als Heilfasten, Intervallfasten und Nulldiäten ihren Ausdruck. Politisch motiviert erfolgt der Nahrungsverzicht unter Umständen als Druckmittel. Wie wir erfahren haben, muss gewährleistet sein, dass im Körper stets ausreichend Energie zur Verfügung steht, der Proteinverlust im Körper 30 Prozent nicht überschreitet und Glukose in ausreichender Konzentration für die Nervenzellen, die roten Blutkörper, die Nieren und das Nierenmark vorhanden ist. Hierzu greift der Körper während des Fastens zunächst auf die sehr begrenzten Kohlenhydratreserven als Energiequelle zurück. Anschließend werden die Depotfette mobilisiert, um die Umwandlung der lebenswichtigen Proteine im Körper zu Glukose so gering wie möglich zu halten.

Nach einem Tag sind die Glykogenspeicher im Körper aufgebraucht. Die Glykogenspeicher im Muskelgewebe können für die Versorgung der Nervenzellen und des Gehirns nicht herangezogen werden, da dem Muskelgewebe ein Enyzm fehlt, die Glukose-6-Phosphatase. Die Leber besitzt dieses Enzym und kann somit durch die Mobilisierung ihrer Glykogenvorräte zur Aufrechterhaltung des Blutglukosespiegels während des Fastens beitragen. Aber auch diese Speicher wären schnell geleert, da das Gehirn zu Beginn des Fastens rund 200 Gramm Glukose pro Tag benötigt. Erst beim Fasten über mehrere Wochen reduziert sich diese lebensnotwendige Menge auf die Hälfte. Das Gehirn selbst verfügt mit 1 Milligramm Glukose pro Gramm Feuchtgewicht

Hirngewebe über so gut wie gar keine Glykogenspeicher. Jetzt wird auch verständlich, warum das Fasten durchaus gefährlich sein kann, gerade in den ersten Tagen, wenn der Stoffwechsel im Körper sich noch nicht vollständig umgestellt hat: Akute lebensbedrohliche Unterzuckerungen können durch das Fasten ausgelöst werden und unter Umständen zum Absterben von Nervengewebe führen. Für den Notfall eines Glukosemangels verfügt der Körper über einen «biochemischen Rückwärtsgang», die Glukoneogenese, eine Umkehrung der Glykolyse. Wie der Name schon andeutet, wird in der Glykolyse Glukose gespalten. Es ist der wichtigste Abbauweg der Kohlenhydrate im Stoffwechsel des Körpers.

Bei der Glykolyse kommt es zu einem schrittweisen Abbau von Einfachzuckern wie dem Traubenzucker. Bei der Glukoneogenese wird Glukose aus Nichtkohlenhydrat-Vorstufen wie Laktat, Glycerin, Di- und Tricarbonsäuren (zum Beispiel Zitronensäure) in der Leber und den Nieren synthetisiert. In der Regel findet man die niedrigsten Blutglukosespiegel im Blut am dritten Tag des Fastens. Der Grund hierfür ist der sinkende Insulin- und der steigende Glukagonspiegel. Insulin kennen wir schon, es senkt den Blutglukosespiegel im Blut und wird in der Bauchspeicheldrüse gebildet. Glukagon wird gleichfalls in diesem Organ produziert, wirkt aber entgegengesetzt und hebt die Blutglukosespiegel an. Ist die Glukoneogenese vollständig angelaufen, kehren die Blutglukosewerte in den folgenden Tagen des Fastens auf den Normalwert zurück. Geschlecht, Alter und Körperzusammensetzung beeinflussen die Blutglukosewerte beim

Fasten. So findet man bei Frauen, die fasten, einen stärkeren Abfall der Blutglukosewerte als bei Männern, obgleich die Ausgangswerte vor dem Fasten identisch waren. Adipöse Patienten weisen in der Regel höhere Blutglukosespiegel auf als Normalgewichtige. Ferner steigt mit zunehmendem Alter auch die Blutglukosekonzentration. All diese Punkte gilt es beim Fasten zu berücksichtigen. Vorsicht ist außerdem geboten, wenn zeitgleich zum Fasten physische Trainingsprogramme absolviert werden. Unter der körperlichen Anstrengung kann es zu plötzlichen Unterzuckerungen kommen. Da Alkohol die Glukoneogenese in der Leber hemmt, ist besondere Vorsicht bei der Aufnahme von Alkohol während des Fastens angebracht, sonst kann es auch dadurch zu lebensgefährlichen Unterzuckerungen kommen.

DIÄTEN

Bei Nulldiät werden ausschließlich energiefreie Getränke (Mineralwasser, Kaffee, Tee) eingenommen. Der Nachteil dieser Diät ist, dass der Eiweißbedarf nicht gedeckt wird, wodurch es zum Abbau von Muskelmasse (circa zwei Kilogramm in zwei Wochen) kommt und Mineralstoffe/Elektrolyte verloren gehen. Dies kann das Auftreten von Herzrhythmusstörungen begünstigen. Wie bei vielen Diäten tritt außerdem ein Jo-Jo-Effekt auf: Das Körpergewicht nimmt nach Beendigung der Diät wieder rasch zu. Vom aktuell sehr beliebten Intervallfasten gibt es zwei Versionen. Beim Schema 16:8 werden tägliche Essenspausen eingelegt, das heißt, über Nacht wird 16 Stunden keine Nahrung zu sich genommen und tagsüber im Verlauf von acht Stunden zwei Mahlzeiten. Beim Intervallschema 5:2 isst man an fünf Tagen in der Woche normal und zwei Tage fast nichts (Frauen 500 Kilokalorien pro Tag, Männer 600). Durch die Fastenperioden soll die Fettverbrennung im Körper angeregt und durch die Kurzfristigkeit die negativen Auswirkungen des Fastens auf den Proteinabbau im Körper minimiert werden. Innerhalb von zwei Monaten können bei strikter Einhaltung der Diät bis zu 3 Kilogramm Körpergewicht abgenommen werden. Der Vorteil dieser Diät liegt vor allem darin, dass das Intervallfasten über einen Zeitraum von mehreren Wochen durchgehalten werden kann. Die langfristige Ausrichtung der Diät ermöglicht außerdem eine leichtere ernährungsphysiologische Umstellung der fastenden Person insgesamt. Die Diät erfordert ein hohes Maß an Disziplin – insbesondere an den Nicht-Fasten-Tagen – und im beruflichen Alltag einiges organisatorisches Geschick sowie Verständnis der sozialen Umgebung der Intervallfaster. Beim Rohsäftefasten werden 150 bis 300 Kilokalorien pro Tag in Form von Obst- und Gemüsesäften aufgenommen. Man trinkt zusätzlich Kräutertees und Gemüseabkochungen. Der Vorteil dieser Diät liegt wie beim Intervallfasten darin, dass sich der Proteinabbau während des Fastens in Grenzen hält.

Prinzipiell sollte das Fasten mit einer ernährungsphysiologischen Umstellung insgesamt einhergehen, um einen Langzeiterfolg zu gewährleisten. Für Kinder und Jugendliche stellt jede Form des Fastens eine extreme Belastung dar, weil mit ihr die Gefahr der Unterzuckerung einhergeht.

Hunger beruht auf Nahrungsmangel. Dieser Nahrungsmangel führt zu einer katabolen Stoffwechsellage im Körper. Das heißt, der Körper baut die noch im Körper vorhandenen Nahrungsmittel oder körpereigene Substanzen ab. Eventuell macht sich am Anfang der Hunger durch Magenknurren bemerkbar. Das Magenknurren entsteht dadurch, dass die Muskulatur unseres Magens ständig aktiv ist. Ganz egal, ob wir gerade etwas im Magen haben oder nicht. Auch ein leerer Magen zieht sich also rhythmisch zusammen. Bei leerem Magen wird ein Gemisch aus Luft und Magensäure in den Zwölffingerdarm gepresst. Dies verursacht das bekannte Knurrgeräusch. Zwischendurch mal zu hungern und keine Nahrung zu sich zu nehmen ist kein Problem. Darauf ist der Körper mit seinen Reserven eingestellt. Findet über mehrere Tage keine Nahrungsaufnahme statt, ist der Mensch aber gänzlich auf seine eigenen Reserven angewiesen. Ein erwachsener Mann, 75 Kilogramm schwer, verbraucht bei geringer körperlicher Anstrengung und angenehmen Umgebungstemperaturen von 25 Grad Celsius rund 2000 Kilokalorien oder 8000 Kilojoule pro Tag. Die größte Energiereserve im Körper stellt seine eigene Fettmasse dar. Bei einem gesunden 20- bis 40-jährigen Mann liegt der Fettanteil am Körpergewicht zwischen 10 und 20 Prozent (Abbildung 8) – das ist bei 75 Kilogramm Körpergewicht eine Fettmasse von 11 Kilogramm. Da 1 Gramm Fett rund 9 Kilokalorien Energieinhalt besitzt, repräsentiert diese Fettmasse eine Energiereserve von rund 100 000 Kilokalorien. Diese Fettmasse reicht damit rechnerisch für

50 Tage – wenn durch Ruhe der Energieverbrauch des Körpers runtergefahren wird, auch länger. Schwer Übergewichtige könnten über ein Jahr energetisch von ihren gespeicherten Energievorräten leben, wobei in beiden Fällen das Ausmaß körperlicher Aktivität, die Art der Bekleidung und die Höhe der Umgebungstemperaturen zu berücksichtigen sind – Faktoren, die maßgeblich die theoretischen Überlebenszeiten beim Fasten beeinflussen können.

Diese Fettmasse reicht aber eben nur rechnerisch. Denn der Körper braucht Energie auch in Form von Zucker – und davon stehen nur 500 Gramm als Reserve zur Verfügung. Die reichen energetisch gerade mal für einen Tag, denn 1 Gramm Kohlenhydrate ergibt bei günstiger Verbrennung im Körper circa 4 Kilokalorien. Diese 500 Gramm werden beim Menschen zu einem Drittel in der Leber gespeichert und zu zwei Dritteln im Muskel und können auch nur im Muskel verbrannt werden – stehen also für andere Organe wie das Gehirn als Energiequelle nicht zur Verfügung. Gleichzeitig beträgt der tägliche Mindestbedarf eines erwachsenen Menschen an Glukose im Ruhezustand ungefähr 200 Gramm. Von diesen 200 Gramm verbraucht das Gehirn allein für seinen Stoffwechsel 150 Gramm. Die restlichen 50 Gramm werden im Wesentlichen von den roten Blutzellen benötigt, die für ihren Stoffwechsel gänzlich auf die Nutzung der Glukose im Blut angewiesen sind – die hier verfügbare Gesamtmenge an Glukose beträgt nur ungefähr 5 Gramm in den 5 Litern Blut eines Erwachsenen. Dies ist die Blutglukosekonzentration, die üblicherweise beim Blutzuckertest durch einen kleinen Stich in den Finger bestimmt wird. Der Glukosewert sollte bei einem Erwachsenen nüchtern etwa zwischen 80 und 110 Milligramm/Deziliter liegen. Da der Zuckerspiegel im Blut lebenswichtig für die Funktion der verschiedenen Zellen im Körper ist, wird der Blutzuckerwert auf unterschiedliche Weise und mit Hilfe verschiedener Hormone konstant gehalten. Das wohl bekannteste unter diesen Hormonen ist Insulin. Es senkt den Blutzucker, indem es die Aufnahme von Zucker aus dem Blut in die Körperzellen erleichtert. Bei Insulinmangel oder Einfluss durch bestimmte andere Hormone, wie Adrenalin oder Glukagon, wird der Blutzuckerspiegel erhöht. Dies geschieht zum Beispiel dann, wenn die Muskulatur vermehrt arbeiten muss und als schnelle Energiequelle Zucker benötigt. Ein ständig erhöhter Blutzuckerspiegel wird Hyperglykämie genannt und ist typisch für einen Diabetes mellitus, die «Zuckerkrankheit». Eine Erkrankung, die langfristig zur Schädigung verschiedener Organe und Organsysteme führen kann. Beim Diabetes mellitus kann der Blutzuckerspiegel im Blut so hoch sein, dass die Niere, die normalerweise keinen Verlust an Zucker durch die Ausscheidung von Urin zulässt, mit der anschwellenden Glukosebelastung nicht mehr fertigwird. Die Folge: Im Harn tauchen vermehrt Zuckermoleküle auf. Zu wenig Zucker im Blut ist aber auch nicht günstig. Unter 50 Milligramm/Deziliter (2,77 Nanomol/Liter) wird dann von Hypoglykämie, der Unterzuckerung, gesprochen. Diese Werte können bei starker körperlicher Arbeit ohne ausreichende Energiezufuhr oder bei extremem Hungern auftreten und unter Umständen zu Bewusstlosigkeit und sogar zum Tod führen.

Wenn aber die Mengen an gespeichertem Glykogen im Körper so gering sind und andererseits Gehirn und rote Blutzellen zusammen 200 Gramm Glukose pro Tag verbrauchen: Wie können wir dann überhaupt mehrere Tage überleben, wenn wir willentlich keine Nahrung zu uns nehmen wollen oder können? Es müsste doch rasch eine lebensbedrohliche Unterzuckerung des Körpers eintreten, spätestens nach zweieinhalb Tagen, wenn die gesamte Menge von 500 Gramm Glykogen verbraucht ist? Das tritt nicht ein, weil der Körper Zuckerneubau, die Glukoneogenese, betreiben kann. So nennt man die Neubildung von D-Glukose aus körpereigenen organischen Nicht-Kohlenhydratvorstufen. Die Ausgangsstoffe hierfür sind beim Menschen und bei Wirbeltieren Aminosäuren, die aus dem Abbau von Proteinen stammen. Zur Zuckerneubildung sind vor allem Leber und Niere (Nierenrinde) befähigt. Über diesen Stoffwechselweg ist es dem Menschen möglich, durch den Abbau von Proteinen 180 bis 200 Gramm Glukose täglich zu bilden. Genau die Menge, die pro Tag vor allem Gehirn und Blutzellen benötigen. Allerdings wird jetzt auch verständlich, dass mit jedem Hungertag auch die Muskelmasse geringer wird. Der Körper wird schwächer und schwächer, seine physische Leistungsfähigkeit nimmt unter solchen Umständen rapide ab – und selbstverständlich können nicht alle Muskeln komplett auf diese Weise zur Gewinnung von Glukose aus der Glukoneogenese herangezogen werden. Die Unter-, Oberschenkel-, Gesäß-, Brust-, Rücken-, Unter- oder Oberarmmuskulatur zu einem Großteil schon – aber natürlich nicht der Herzmuskel! Diese Energiereserve aus der Verbrennung von nahezu der gesamten Muskelmasse bei einem 75 Kilogramm schweren Mann dürfte unter extremen Hungerbedingungen bei 20 000 Kilokalorien liegen.

Rechnen wir also alle Energieträger für einen 20 Jahre alten, durchschnittlich schweren Mann zusammen: Körperfett 100 000 Kilokalorien, Protein 20 000 Kilokalorien und 2000 Kilokalorien aus Kohlenhydratspeichern, also rund 122 000 Kilokalorien. Theoretisch reicht das für mindestens zwei Monate zum Überleben – vorausgesetzt, er hat während dieser Zeit genug zu trinken. Hinzu kommt: Hungert er, vermindert sich der Stoffwechselbedarf insgesamt, weil seine gesamte körperliche Aktivität abnimmt. Er verbraucht dann nicht mehr 2000, sondern vielleicht nur noch 1500, 1400 Kilokalorien pro Tag oder noch weniger.

WIE LANGE KANN EIN MENSCH MAXIMAL HUNGERN?

Im August 1920 trat der inhaftierte Bürgermeister von Cork und Kommandant der First Cork Brigade der Irish Volunteers, Terence MacSwiney, mit neun anderen Gefangenen in einem Londoner Gefängnis in den Hungerstreik. Nachdem bereits zwei Gefolgsleute an den Folgen des Hungerstreiks gestorben waren, verstarb MacSwiney am 74. Hungerstreiktag – nicht ohne vorher durch seinen Hungerstreik weltweite Aufmerksamkeit erregt zu haben. Er wurde zu einem irischen Nationalhelden. Seine Mitstreiter hielten noch weitere 20 Tage, durch, bevor sie ihren Hungerstreik beendeten. Der Hungerstreik von Mahatma Gandhi dauerte

21 Tage, und noch Anfang der 1980er Jahre starben im legendären Maze-Gefängnis im irischen Belfast zehn politische Gefangene an den Folgen ihres Hungerstreiks nach 46 bis 73 Tagen.

Holger Meins war führendes Mitglied der ersten Generation der Rote Armee Fraktion (RAF). Aus Sicherheitsgründen wurde für ihn, wie auch andere Mitglieder der Terrorgruppe, Einzelhaft angeordnet. Die RAF-Mitglieder bezeichneten die Einzelhaft als «Isolationsfolter» und forderten eine Zusammenlegung. Als diese nicht genehmigt wurde, traten sie das erste Mal 1973 in den Hungerstreik. Bis 1994 sollten noch zehn weitere Hungerstreiks folgen. Am dritten Hungerstreik, einem der längsten, nahm Holger Meins teil. Aus Korrespondenzen ist bekannt, dass seine Mitinhaftierten, Andreas Baader und Gudrun Ensslin, ihn immer wieder ermutigten, den Hungerstreik fortzusetzen. Meins verstarb trotz intravenöser Zwangsernährung am 59. Tag des Hungerstreiks am 9. November 1974 in der Justizvollzugsanstalt Wittlich in Rheinland-Pfalz. Er hatte 40 Prozent seines Ausgangsgewichts verloren. Zum Todeszeitpunkt soll er nur noch 39 Kilogramm gewogen haben bei einer Körpergröße von 1,83 m. Das entspricht einem Body Mass Index von 11,6. Offensichtlich liegt die Grenze des Hungers beim Normalgewichtigen irgendwo bei 60 bis 90 Tagen oder 2 bis 3 Monaten. Dann hat der Körper 35 bis 40 Prozent seiner Masse eingebüßt und einen BMI von 12 bis 12,5.

ABBILDUNG 9

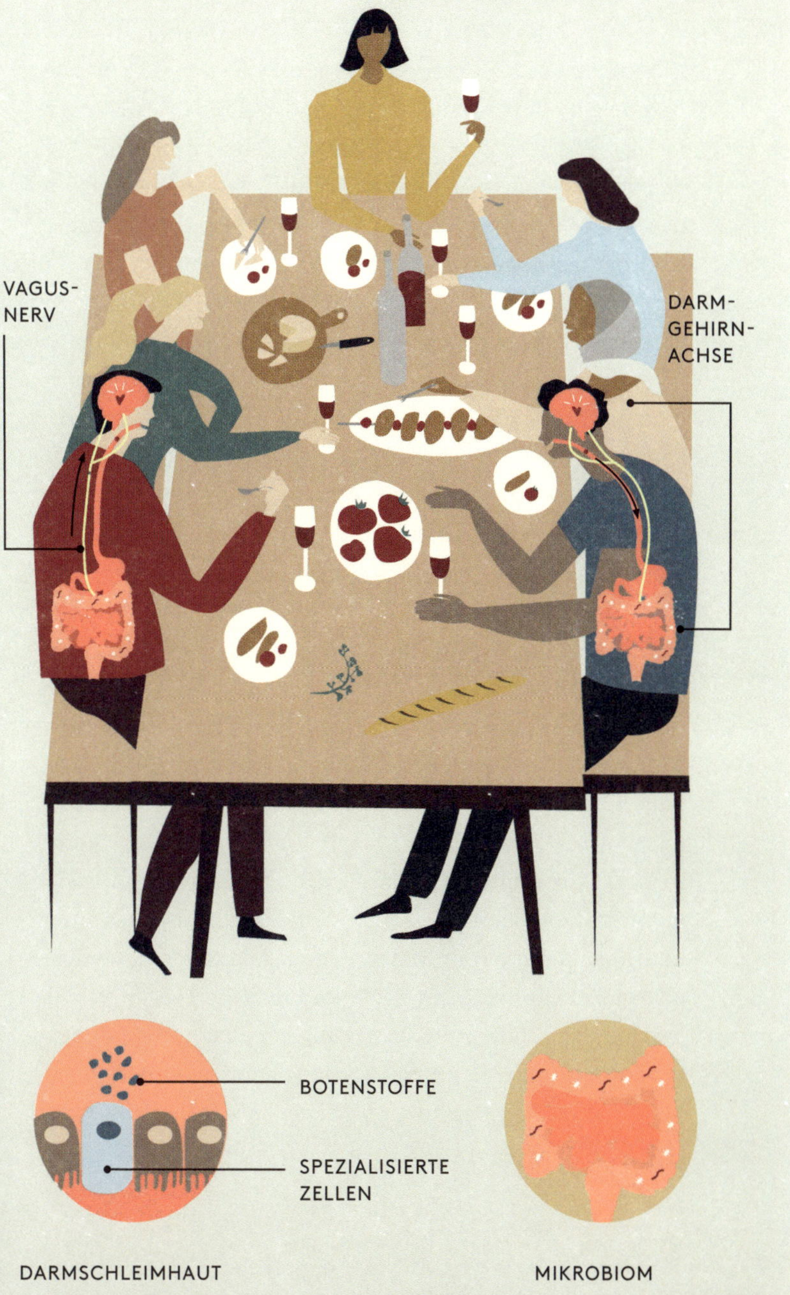
VAGUS-
NERV
DARM-
GEHIRN-
ACHSE
BOTENSTOFFE
SPEZIALISIERTE
ZELLEN
DARMSCHLEIMHAUT
MIKROBIOM

Ein Faktor, der bei Holger Meins dazukam, war die Tatsache, dass er ein starker Raucher war und während des Hungerstreiks weiter rauchte. Das Aufsichtspersonal und die Mediziner in der Justizhaftanstalt Wittlich fragten sich, ob exzessives Rauchen bei einem hungernden Menschen zu einer Nikotinvergiftung führen kann.

Verglichen mit anderen Stoffen wie zum Beispiel Koffein ist Nikotin, oral aufgenommen, durchaus in größeren Mengen eine gefährliche Substanz und besitzt ein deutlich höheres Potenzial zur Entwicklung von Abhängigkeit als andere Genussstoffe. Nikotin ist ein Alkaloid, ein sehr komplexer stickstoffhaltiger Naturstoff, der vor allem in tropischen Pflanzen wie der Tabakpflanze zu finden ist. Mehrere tausend unterschiedliche Alkaloide sind bekannt. Typische andere bekannte Vertreter neben Nikotin aus dieser Gruppe der Naturstoffe sind Alkaloide wie Strychnin, Morphin, Cocain, Chinin oder Atropin. Wegen ihrer anregenden Wirkung in geringen Konzentrationen sind manche Alkaloide in alltäglichen Genussmitteln zu finden, wie Koffein im Kaffee, Koffein und Theophyllin im Tee oder Koffein und Theobromin im Kakao. Die euphorisierende Wirkung kommt beim Menschen insbesondere bei Morphin und Kokain zum Tragen. Alkaloide haben also ausgeprägte pharmakologische Wirkungen, und manche von diesen Alkaloiden sind ausgesprochen giftig für den menschlichen Organismus. In höheren Konzentrationen unterbinden Alkaloide die Übertragung von Signalen im Nervensystem.

Von Zigarettenmarke zu Zigarettenmarke schwankt der Nikotingehalt einer Zigarette zwischen 8 und 20 Milligramm Nikotin. Nehmen wir einen durchschnittlichen Wert von 12 Milligramm/Zigarette an: Neuere Studien haben gezeigt, dass Nikotin erst in deutlich höherer Dosierung tödlich ist. So liegt die tödliche Dosis bei einer Aufnahme von 500 bis 1000 Milligramm beziehungsweise bei 6,5 bis 13 Milligramm pro Kilogramm Körpergewicht. Da beim tief inhalierenden Rauchen bis zu 2 Milligramm Nikotin über die Schleimhäute im Mund und über die Lunge aufgenommen werden, liegt die Gefahr einer tödlichen Nikotinvergiftung durch Zigaretten beim Erwachsenen bei 200 bis 250 Zigaretten/Tag oder rund 10 Packungen. Hungern jetzt die betroffenen Raucher – wie Holger Meins oder Harry und Fastello –, nimmt mit der Dauer des Hungerns und dem damit verbundenen Verlust an Körpermasse der Verteilungsraum für die aufgenommene Nikotinmenge ab – und als Folge die Konzentration des Giftstoffes im Körper zu. Ferner sinkt durch das Hungern die Stoffwechselrate im Körper insgesamt, und der Abbau und die Ausscheidung von Giftstoffen durch Leber und Niere verzögert sich. Wenn Harry und Fastello bei ihrer 45-tägigen Hungerveranstaltung in Berlin wirklich nahezu 10 000 Zigaretten geraucht haben sollten, sind sie in der Tat nur knapp einer Nikotinvergiftung entgangen.

HUNGERSNOT

Akuter Hunger bezeichnet Unterernährung über einen abgrenzbaren Zeitraum. Es ist die extremste Form von Hunger und eine Form, die häufig in Zusammenhang mit Kriegen, wirtschaftlichen Krisen sowie Klimakatastrophen steht. Dürreperioden können hier als Beispiel herangezogen werden. Die UN spricht von einer Hungersnot, wenn mindestens 20 Prozent der Bevölkerung weniger als 2100 Kilokalorien pro Tag zur Verfügung haben, 30 Prozent der Kinder akut unterernährt sind, zwei von 10 000 Menschen oder vier von 10 000 Kindern täglich an Nahrungsmangel sterben. Es liegt auf der Hand, dass sich die genannten Umstände für eine Hungersnot bei einem Aufeinandertreffen gegenseitig verstärken können. Seit Beginn schriftlicher Aufzeichnungen finden sich Hinweise auf Hungerkatastrophen: im alten Ägypten 1930 vor Christus, in Kleinasien 1200 vor Christus, im Mittelalter in weiten Teilen Europas und in den vergangenen hundert Jahren insbesondere in China, Indien und Afrika. Um 1200 nach Christus ereilte Ägypten eine dramatische Hungersnot, da der Nil in diesem Jahr nicht wie sonst üblich über seine Ufer trat. Die nährstoffreichen Böden nach dem Abebben der Fluten gab es deshalb nicht. Die vermutlich größte Hungersnot der Menschheitsgeschichte hat sich zwischen 1958 und 1961 in der Volksrepublik China ereignet. Ihr sollen über 40 Millionen Menschen zum Opfer gefallen sein. Ausgelöst wurde sie durch den von Mao Zedong propagierten «Großen Sprung», der Zwangskollektivierungen, die Umsiedlung von Stadtbewohnern auf das Land und von Landbewohnern in die Stadt zur Folge hatte.

Die politisch angeordnete und erfolgte Ausrottung von Vögeln, das Einschmelzen von Eisen und Stahlwaren, die dringend für den Ackerbau benötigt wurden, und Missmanagement auf vielen Ebenen führten dazu, dass in großen Teilen Chinas die Versorgung mit Nahrungsmitteln vollkommen zusammenbrach. Heute leiden unter Hungersnöten auf der Welt vor allem die Bevölkerungen im Südsudan, im Jemen, in Äthiopien, Somalia, Kenia und Nigeria sowie Kamerun, Tschad und Niger. Oft trifft es hier Menschen, die schon unter chronischem Hunger leiden. Als chronischen Hunger bezeichnet man einen Zustand dauerhafter Unterernährung. Diese Form des Hungers ist weltweit am meisten verbreitet und betrifft 90 Prozent der Hungernden. Der Körper nimmt weniger Nahrung auf, als er braucht. Die Ursache liegt ganz überwiegend in der Armut. Die Menschen haben zur Ernährung nichts als das, was sie selbst anbauen, und darüber hinaus keine finanziellen Mittel, sich auf den Märkten des Landes mit Nahrungsmitteln zu versorgen. Die Food and Agriculture Organisation und die WHO geben für die Mindestversorgung eines Menschen pro Tag, abhängig von Alter, Geschlecht und Herkunft, einen durchschnittlichen Kalorienbedarf von etwa 1800 bis 2100 Kilokalorien pro Tag an. Bei leichter körperlicher Betätigung (weniger als 30 Minuten pro Tag) steigt der Kalorienbedarf beim Mann auf 2100 bis 2500 und bei der Frau von 1800 auf 2000 Kilokalorien. Liegen die körperlichen Aktivitäten bei über 60 Minuten, was bei Feldarbeiten in der Erntezeit keine Seltenheit sein dürfte, steigt der Kalorienbedarf beim Mann auf 3000 bis 3500 und bei der Frau entsprechend auf 2400 bis 2800 Kilokalorien pro Tag. «Verborgener Hunger» ist ein Zustand, der dann entsteht, wenn es aufgrund des chronischen Nahrungsmangels zu einseitiger Ernährung kommt und lebenswichtige Nährstoffe und Spurenelemente wie Eisen, Jod, Zink, Selen oder Vitamin A dem Körper in zu geringen Dosen zugeführt werden. Es handelt sich dabei zunächst um nicht sichtbare Folgen des Hungers. Auf lange Sicht aber führt dieser Nährstoffmangel zu schweren Krankheiten und zum Tod. Insbesondere bei Kindern, die in der Wachstums- und Entwicklungsphase sind, kann dieser Mangel an Nährstoffen nicht nur zu individuellen schweren geistigen und körperlichen Behinderungen führen, sondern auf lange Sicht die soziale und wirtschaftliche Entwicklung von ganzen Regionen nachhaltig negativ beeinflussen. Nach Schätzungen der WHO leiden heute rund zwei Milliarden Menschen, ein Viertel der Weltbevölkerung, an einem solchen chronischen Nährstoffmangel.

Wenn Menschen über einen längeren Zeitraum hungern, kommt es im Wesentlichen aus zwei Gründen zum Tod: Mangel- und Fehlernährung. Von einer Mangelernährung spricht man, wenn einzelne oder alle lebensnotwendigen Nahrungsbestandteile fehlen oder aber die Ernährung nicht den aktuellen körperlichen Bedürfnissen entspricht. Bei schnell heranwachsenden Kindern kann der Mangel an Proteinen, Vitaminen oder gewissen essenziellen Spurenelementen zu Wachstumsstörungen führen, die bleibende Schäden hinterlassen können. Unterernährung dagegen ist eine Fehlernährung, die zu einer negativen Energiebilanz führt, weil dem Körper eine zu geringe Kalorienmenge zugeführt wird. Als Folge reduziert sich das Körpergewicht, und je nach Ausgangslage führt dies zu Untergewicht. Durch die Mangel- und Fehlernährung wird das Immunsystem des Menschen so geschwächt, dass es schon durch einen leichten Infekt zu einer lebensbedrohlichen Lungenentzündung kommen kann. Organe verlieren ihre Funktionsfähigkeit, da sie auf bestimmte Elektrolyte wie Natrium, Kalium und Magnesium angewiesen sind. Die Folgen können tödliche Herzrhythmusstörungen sein.

KANNIBALISMUS

Der Verzehr von Menschenfleisch durch Menschen (Anthropophagie) ist und war zu allen Zeiten in den meisten Gesellschaften mit einem extremen Tabu belegt, kommt aber bis heute vereinzelt und aus ganz unterschiedlichen Gründen vor. Zum einen aus rituellen Gründen: Hier wird dem Verspeisen der Organe des getöteten Menschen, insbesondere von Herz und Hirn, eine starke symbolische oder religiöse Bedeutung zugesprochen. Dann gibt es den Kannibalismus im Rahmen krimineller, oft stark sexuell motivierter Handlungen oder psychiatrischer Erkrankungen wie beim amerikanischen Serienmörder Jeffrey Dahmer. Davon zu unterscheiden ist die Anthropophagie aus extremer Not – auf die mich hier beschränke.

1883 hatte der australische Rechtsanwalt John Henry Want die 16 Meter lange *Mignonette* in England erworben. Ein paar Monate später, nach anfänglichen Schwierigkeiten, für die lange Fahrt eine Segelcrew zusammenzustellen, startete im Mai 1884 die Überführung nach Australien von Southampton aus. Die Mannschaft bestand aus Kapitän Tom Dudley sowie drei weiteren Besatzungsmitgliedern: Edwin Stephens, Edmund Brooks und dem 17 Jahre alten, unerfahrenen Kabinenjungen Richard Parker. Bereits am 5. Juli 1884 geriet die Yacht nordwestlich des Kaps der Guten Hoffnung durch einen Sturm in Seenot und wurde auf Befehl des Kapitäns Hals über Kopf aufgegeben. Der Mannschaft gelang es noch, das Rettungsboot zu Wasser zu bringen und einige nautische Instrumente sowie zwei Dosen Rüben zu retten; Trinkwasservorräte gelangten nicht ins Rettungsboot. Die *Mignonette* sank innerhalb von fünf Minuten.

Der Kapitän soll die erste Dose zwei Tage nach der Havarie geöffnet und gerecht verteilt haben. Am 9. Juli gelang es der Mannschaft, eine Meeresschildkröte zu fangen. Zusammen mit der zweiten Dose Rüben reichten die Nahrungsmittel für weitere 10 Tage. Der Mannschaft gelang es jedoch nicht, Regenwasser aufzufangen. Das Durstgefühl und ihre Verzweiflung wurden so groß, dass die Crewmitglieder am 13. Juli begannen, ihren eigenen Urin zu trinken, und der Kabinenjunge Parker bald darauf auch Seewasser. Ungefähr 10 Tage nach dem Untergang der *Mignonette* soll erstmals in der Runde darüber diskutiert worden sein, ob man Lose ziehen solle auf der Grundlage der «Gebräuche der See» («Customs of the Sea»). Darunter verstand man einen auf Gewohnheitsrecht basierenden Verhaltenskodex unter Seefahrern im britischen Sprachraum, der aber nirgendwo schriftlich oder gar juristisch fixiert war. Eines der ungeschriebenen Gesetze besagte, dass in Notsituationen ein Mannschaftsmitglied geopfert werden konnte, um den Überlebenden als Nahrung zu dienen. Nach den «Gebräuchen» musste die unglückliche Person per Losentscheid gefunden werden, und jedes Crewmitglied hatte dem Losverfahren zuzustimmen. Um den 23. oder 24. Juli vertrat Kapitän Dudley gegenüber Stephens und Brooks die Ansicht, dass das jüngste Mitglied, der Kabinenjunge Richard Parker, geopfert werden sollte. Er hätte kaum noch Chancen zu überleben. Parker soll zu diesem Zeitpunkt bereits nicht mehr bei Bewusstsein und insgesamt stark geschwächt gewesen sein. In der folgenden Nacht wurde das Thema nochmals durch Kapitän Dudley aufgebracht, und am Morgen des 25. Juli entschlossen sich Dudley und Stephens, die Tat zu vollbringen. Brooks, der sich an den Diskussionen nicht beteiligt hatte, gab später an, weder Zustimmung noch Protest zur bevorstehenden Tötung von Parker signalisiert zu haben. Dudley soll am Morgen des 25. Juli noch ein Gebet gesprochen und dann Parker mit einem Stich seines Taschenmessers in die Halsvene getötet haben. Richard Parker soll bei seiner Tötung noch gemurmelt haben: «Was, ich?» Gesichert ist, dass Dudley und Brooks direkt nach der Tat das Meiste von Parkers Leichnam verspeisten.

Woher kennen wir all diese Details über den Hergang der Katastrophe? Nur vier Tage später, am 29. Juli, sichtete die deutsche Bark *Montezuma* das Rettungsboot und nahm die drei Überlebenden an Bord. Fünf Wochen danach erreichte die *Montezuma* den Hafen von Falmouth in Cornwall und Dudley, Brooks und Stephens lieferten den Behörden einen umfassenden Bericht über die Ereignisse. Dudley soll den Zollbeamten auch die Tatwaffe, das Taschenmesser, ausgehändigt haben. Dudley und Stephens sahen sich und ihr Handeln durch die «Gebräuche der See» geschützt. Was folgte, war das Strafverfahren «Regina vs Dudley und Stephens von 1884» – es gilt als einer der herausragenden Fälle in der britischen Kriminalgeschichte. Im Kern ging es um die Frage, ob zur eigenen Überlebenssicherung ein anderer Mensch getötet werden darf. Das Gericht stellte letztlich fest, dass zur Verteidigung eines Mordes nicht das Vorliegen eines Notstandes geltend gemacht werden kann. Dies sei weder auf Grundlage bekannter Präzedenzfälle noch auf der Basis von Ethik und Moral möglich. Während Brooks freikam und als Zeuge auftrat, wurden Dudley und Stephens für den Mord an Parker zum Tode verurteilt. Bereits drei Tage später reduzierte man die Todesurteile jedoch auf ein Strafmaß von sechs Monaten in Haft – die Krone fürchtete einen gesellschaftlichen Aufruhr. Der Gerichtsfall entwickelte sich zu einem gesellschaftlichen Ereignis und wurde im viktorianischen Großbritannien sehr kontrovers diskutiert.

Wir haben gesehen, dass ein 75 Kilogramm schwerer, gesunder Mann eine Energiereserve für 50 bis 60 Tage hat und Hungerstreikende mehrere Wochen überlebt haben – vorausgesetzt, sie nahmen jeden Tag ausreichend Flüssigkeit zu sich und die Umgebungstemperaturen waren weder zu kalt noch zu heiß. Wie ist dann zu erklären, dass im Fall der Crew der *Mignonette* schon nach ein paar Tagen darüber nachgedacht wurde, jemanden zu töten, um den Hunger zu stillen? Die Gründe sind psychologischer Natur. Der Hungerstreikende ist aktiv Gestaltender seiner Extremsituation, die er selbst initiiert hat, aus welchen Gründen auch immer. Hinzu kommt, dass der Hungerstreikende sich durch seinen Protest eine Verbesserung der Lage erhofft. Bis zu einem gewissen Grad hat er also die Kontrolle über die Lage. Der Schiffbrüchige hat dagegen keine Wahl, er kann nur versuchen, sein Los so erträglich wie möglich zu gestalten und Handlungsspielraum zu gewinnen. Nicht zuletzt hat es der Hungerstreikende notfalls in der Hand, den Zustand augenblicklich zu beenden. Der Schiffbrüchige hingegen weiß nicht, wann und ob er überhaupt Rettung erwarten kann. Er hat keine Kontrolle und ist der Situation komplett ausgeliefert. Erschwerend kommt hinzu, dass die Mannschaft im Fall der *Mignonette* eine erst kurz zuvor zusammengestellte Gruppe von Fremden bildete. Isoliert von der eigenen sozialen Umwelt, von Freunden, der Familie, beengt und ohne Rückzugsmöglichkeit, war die Lage der Schiffbrüchigen im Rettungsboot der *Mignonette* und der psychische Stress für die Crewmitglieder beträchtlich verschärft.

KAPITEL 4

Raum

Im Zweiten Weltkrieg breitete sich eine seltene, bis dahin nicht beobachtete Erkrankung unter den Soldaten der Luftstreitkräfte der Alliierten aus, die bei den großen Lancaster-Bomber-Staffeln dienten. Sie sollte unter dem Begriff «Tailend Charlies' disease» Geschichte schreiben. Die Lancaster-Bomber und ähnliche Flugzeugtypen, wahre Schlachtschiffe der Luft, waren darauf angelegt, bis zu zehn Stunden unterwegs zu sein. Einen besonderen Arbeitsplatz in diesen Langstreckenbombern hatte der Heckschütze: Er saß in der Plexiglaskuppel am Ende des Bombers, beengt und vor allem völlig isoliert von der übrigen Crew im Flugzeug. Schon bald nach den ersten Einsätzen des Lancaster-Bombers mehrten sich Krankmeldungen dieser «Tailend Charlies» – wie die Heckschützen von den anderen Crewmitgliedern genannt wurden. Die Krankmeldungen erfolgten aus «seelischen Gründen». Die Männer gaben an, in der Kuppel unter Halluzinationen und Angststörungen zu leiden, die sie vorher nicht gekannt hatten. Zunächst stellte man ihre Schilderungen in Frage. Doch nach und nach wurde klar, dass es sich hier um ein eigenständiges Beschwerde- bzw. Krankheitsbild handelte, das durch die Isolation und Beengtheit ausgelöst wurde.

Die Forschungen zu den physiologischen und psychologischen Konsequenzen von Isolation und Beengtheit stecken noch in den Kinderschuhen, und eine wissenschaftlich verankerte Physiologie der Einsamkeit gibt es bisher noch nicht. Dabei lassen sich die körperlichen Veränderungen von Menschen, die isoliert sind, in Einzelhaft, allein auf See, oder ungewollt ohne soziales Umfeld, durchaus beschreiben und analysieren. Alleinsein kann ein durchaus produktiver Status sein. Sich allein zu fühlen ist etwas völlig anderes. Oder anders gesagt: Allein zu sein ist nicht so schwierig für Menschen – sich allein zu fühlen schon. Es spielen – wie in anderen extremen Umwelten und Belastungssituationen – das Ausmaß, die zeitliche Dauer, die persönliche Konstitution und die individuelle Perspektive eine ganz entscheidende Rolle. Für die meisten Menschen ist physische Isolation gleichbedeutend mit sozialer Isolation. Sie fühlen sich schlecht, unsicher, ausgeliefert, bedroht. Aus evolutionärer Sicht ergibt diese Gefühlsmelange durchaus Sinn, und zwar in zweierlei Hinsicht. Einerseits hat die isolierte Person den Schutz der Gruppe verloren. Von außen betrachtet wiederum ist die Gruppe eines Mitgliedes beraubt, dessen Fähigkeiten unter Umständen entscheidend für das Überleben der gesamten Gruppe seien könnten. Das muss mit allen Mitteln verhindert werden, sagt die Biologie.

Kulturell ist das Thema ebenfalls stark besetzt. Das lässt sich schon an der Vielfalt der verfügbaren sprachlichen Begriffe ablesen, die in den verschiedenen Kulturen im Zusammenhang mit dem Begriff Isolation gebraucht werden. Die deutsche Sprache ist besonders reich an Substantiven, die den Ort oder Gemütszustand eines Menschen in Isolation beschreiben, zum Beispiel Abgeschiedenheit, Einöde, Abgelegenheit, Abschottung, Einsamkeit, Verlassenheit, Alleinsein oder Vereinsamung. Im Englischen finden sich Begriffe wie loneliness, solitariness, desolation, forlornness, lonesomeness, captivity, imprisonment, restriction, solitude. Der englische Begriff Confinement kommt im Deutschen am ehesten dem Begriff der Beengtheit nahe. Häufig wird der Zustand von Isolation und Einsamkeit auch direkt in Verbindung mit Depression gebracht. Das ist nicht ganz richtig. Denn Einsamkeit beschreibt, wie wir mit anderen Menschen oder Dingen ver- oder unverbunden sind. Die Depression hingegen, wie wir uns fühlen. Individual- und gruppenpsychologisch kann Einsamkeit als Warnsignal wie Hunger oder Durst angesehen werden. Die Einsamkeit kann einen Menschen auch antreiben, den unangenehmen, vielleicht auch gefährlichen Zustand der sozialen Isolation zu beenden; ihn wachrütteln und auffordern, wieder die Gesellschaft von anderen Menschen suchen. Im Gegensatz dazu führt das «Sich-allein-Fühlen» in der Depression dazu, dass das Individuum passiv und lethargisch wird, sich eventuell sogar in diesem Zustand weiter aus der Gemeinschaft zurückzieht. Vertieft sich die Depression, bedarf es in der Regel der Hilfe von außen, um diesen sich selbst verstärkenden Teufelskreis zu durchbrechen (Abbildung 10).

Denken wir an Isolation, denken wir natürlich an Schiffbrüchige auf See wie die Crew der *Mignonette* und Über-

ABBILDUNG 10

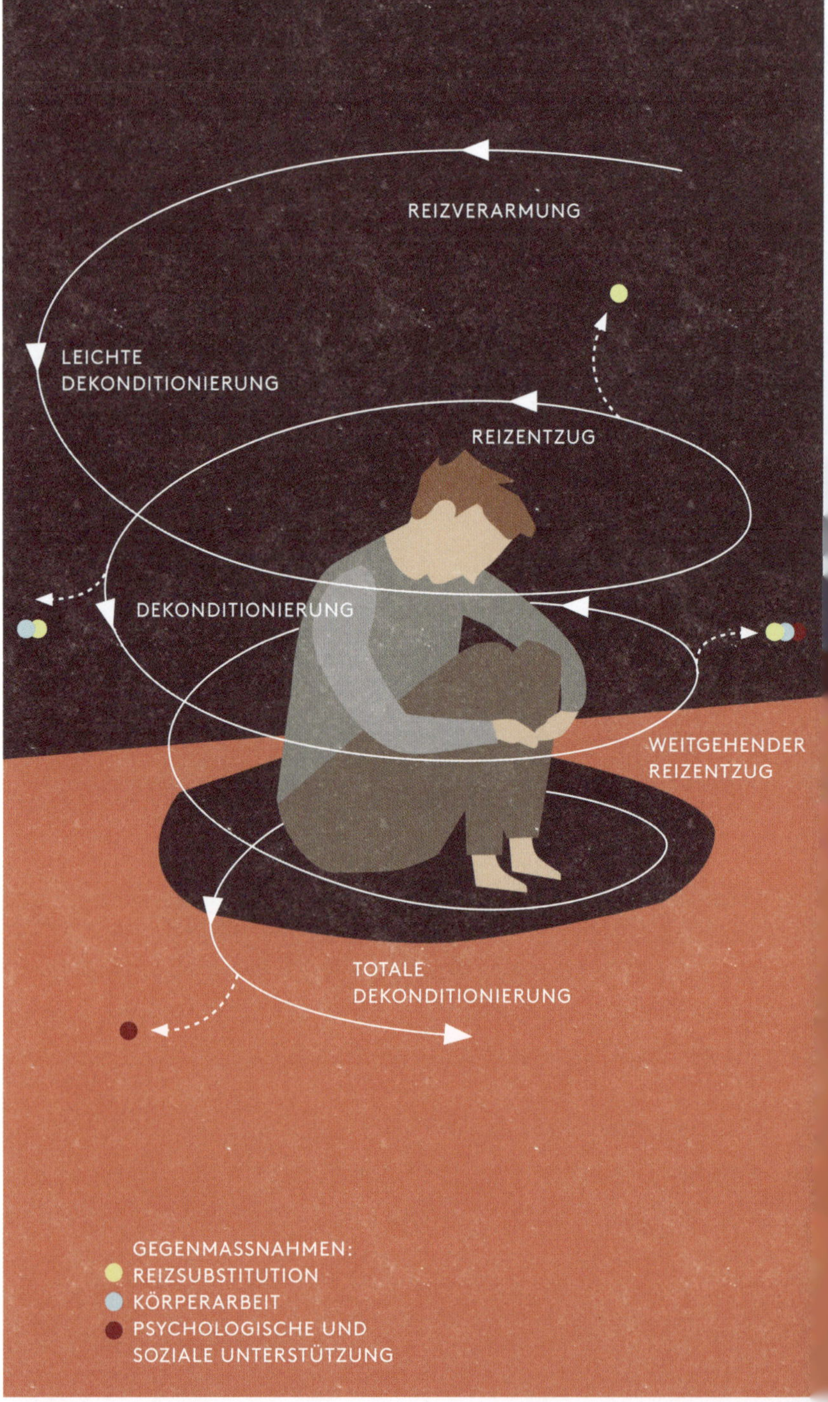

lebenskünstler wie Daniel Defoes Robinson Crusoe, an verschollene Expeditionen in Eis und Schnee und ihre abenteuerlichen Geschichten. Diese Geschichten sind für die Wissenschaft interessant, auch wenn jede Geschichte natürlich einen Einzelfall darstellt. Eine Analyse dieser autobiographischen Berichte zeigt etwas Verblüffendes: Haben sich die isolierten Menschen irgendwie mit ihrer unangenehmen Situation arrangiert und stehen ihnen – jedenfalls hin und wieder – Grundnahrungsmittel und vor allem ausreichend Trinkwasser zur Verfügung, können sie erstaunlich lange überleben. Auch unter widrigsten äußeren Bedingungen. So verbrachte der Matrose Poon Lim 1942, nachdem sein Schiff durch ein deutsches U-Boot versenkt worden war, 133 Tage allein im Südatlantik auf einem 2 Meter 50 mal 2 Meter 50 großen Floß aus Brettern. 1981 harrte Steven Callahan 76 Tage auf einer winzigen Rettungsinsel auf dem Atlantik aus. Callahan bemerkte nach seiner Rettung später: In der Isolation stellte sich für ihn irgendwann ein Zustand ein, in dem er vom und mit dem Meer lebte. Er hatte erkannt, dass er nur überleben konnte, wenn er mit den Naturgewalten im Einklang war und sich nicht gegen sie stellte. Das verlangte, sich Zeit zu nehmen und die Umwelt zu studieren. Zeit genug hatte er. Jeder Schritt, jede Handlung musste möglichst im Voraus geplant und abgewogen werden. Insbesondere beim Fischen. Hier musste trotz Heißhungers jeder Handgriff sitzen, und Callahan durfte in dem kleinen Boot keine unkontrollierten Bewegungen machen, weder mit dem Körper noch mit dem spitzen Messer in seiner Hand – das Messer hätte die dünne Haut des Bootes aufgeschlitzt. Die Haut des Bootes würde laut Hersteller, das wusste Callahan auch, im Seewasser nur 30 Tage halten. Und tatsächlich merkte er gegen Ende der 76-tägigen Odyssee, wie das Material begann, sich in seine Bestandteile aufzulösen. Psychologisch erschwerend kam hinzu, dass insgesamt neun Mal – beinahe jeden 10. Tag – ein Schiff seinen Weg in Sichtweite kreuzte. Aber die Besatzungen nahmen ihn in seinem kleinen Gummiboot nicht wahr. Nach dem ersten, zweiten Mal mag man wieder Mut schöpfen. Aber beim sechsten oder siebten Mal, nach zwei Monaten als Schiffbrüchiger im Atlantik? Getrieben von Hunger, Durst, ständiger Lebensbedrohung und völliger Isolation? Wer würde da nicht abgrundtief verzweifeln und sich wünschen, dass das Leiden irgendwie ein Ende haben sollte?

Derartige Überlebensgeschichten erlauben es Physiologen, Psychologen und Soziologen, die Auswirkungen extremer Isolation, verbunden mit einem extrem hohen Gefahrenmoment für die physische Konstitution, zu analysieren. Dies ist aus naheliegenden ethischen Gründen bei Simulationsstudien nicht möglich. Zum anderen ermöglichen sie Psychologen und Soziologen Schlussfolgerungen über Persönlichkeitsmerkmale und Gruppenstrukturen, die offenbar entscheidend für ein Überleben in extremen Situationen sind. Damit sind wir unweigerlich bei der interessanten Frage angelangt: Was zeichnet diese Personen oder Gruppen aus, auch in unübersichtlichen, lebensgefährlichen Situationen, die «Nerven» zu behalten und die richtigen Entscheidungen zu treffen und nicht zu scheitern? Welche Eigenschaften muss der Einzelne beziehungsweise die Gruppe mitbringen, um solche Grenzerfahrungen zu überleben, der «Survivor» zu sein?

Diesen und ähnlichen Fragestellungen geht die aktuelle Resilienzforschung nach. Etymologisch leitet sich der Begriff Resilienz von dem lateinischen Verb «resilire» («abprallen») ab und bezeichnet die «innere» Widerstandsfähigkeit eines Organismus, auf krisenhafte Ereignisse zu reagieren. Es ist eine sogenannte «Beobachtungskategorie» in der Psychologie. Der Begriff Resilienz wurde ursprünglich der Physik entliehen und bezeichnet dort bei einem Material Eigenschaften wie Spannkraft, Elastizität und Widerstandsfähigkeit eines Stoffes, wenn eine Kraft auf diesen einwirkt. Zurzeit gibt es in der Psychologie noch keine einheitliche Definition und Abgrenzung zu anderen ähnlich gelagerten Begriffen wie *Coping* oder *Salutogenese.* Als Resilienz könnte man am ehesten die universale Fähigkeit einer Person, Gruppe oder Gesellschaft beschreiben, erfolgreich auf eine Stresssituation zu reagieren. *Coping* hingegen bezeichnet nur den Zustand, wie ein Mensch oder eine Gruppe mit einer als schwierig empfundenen Situation umgeht. Dies kann sowohl positive als auch negative Auswirkungen auf den Organismus haben. *Salutogenese* schließlich beschreibt die Einstellung eines Menschen zu unvorhersehbaren, belastenden Ereignissen und deren Bewältigung vor dem Hintergrund der Einschätzung der eigenen Möglichkeiten. Die detaillierte zeitliche Analyse von Katastrophen wie Unfällen, Erdbeben und die ausgiebige Auswertung von Einzel- und Gruppeninterviews der an einer Katastrophe beteiligten Personen und Ersthelfer durch Psychologen zeigte, dass Survivor-Persönlichkeiten offenbar Ähnlichkeiten aufweisen: Sie besitzen eine ausgeprägte Fähigkeit, auch in sich schnell ändernden Situationen Signale wie zum Beispiel die Geste eines anderen richtig zu interpretieren. Sie erkennen ferner am Verhalten, was diese oder jene Person als Nächstes zu tun beabsichtigt und wie diese Schritte das zukünftige Handeln beeinflussen könnten. Neurophysiologische Untersuchungen im Magnetresonanztomographen ergaben, dass bei diesen Survivor-Persönlichkeiten unter Stressbedingungen insbesondere die prämotorischen Areale und die Region des Gyrus frontalis inferior im Gehirn aktiviert werden. Diese Regionen sind bezeichnenderweise bedeutsam für die Situationserkennung und die dazu passenden, adäquaten motorischen Handlungen. Gleichzeitig kommt es bei diesen Personen zu einer Stimulation der Inselkerne und der Amygdala (Abbildung 2). Diese Bereiche sind zentrale Bestandteile des limbischen Systems und beeinflussen maßgeblich unser emotionales Verhalten. Emotionen wie Wut, Angst, Trauer werden über diese Kerngebiete gesteuert. Das limbische System ist ein stammesgeschichtlich sehr alter Teil des Gehirns, der sich aus mehreren Strukturen zusammensetzt, die anatomisch gesehen im Gehirn teilweise weit voneinander entfernt liegen, aber eine ähnliche oder gemeinsame Funktion haben. Hierzu gehören die Steuerung der Funktionen von Antrieb, Lernen, Gedächtnis, Emotionen sowie vegetative Regulation der Nahrungsaufnahme, Verdauung und Sexualität. Diese Leistungen sind nicht ausschließlich im Gehirn auf das limbische System beschränkt, erhalten aber von dort ganz wesentliche Impulse. Seine Aktivierung spielt gerade in Extremsituationen eine entscheidende Rolle. Es führt dazu, dass Survivor-Persönlichkeiten den Schmerz und die Verzweiflung anderer in der Extremsituation nachvollziehen und sich damit identifizieren können. Diese Fähigkeit ermöglicht ihnen, zusätzliche wichtige Informationen für die Beurteilung und Lageeinschätzung in einer Katastrophensituation zu sammeln und für ihre eigenen Handlungsschritte in Betracht zu ziehen. Untersuchungen ergaben ferner, dass hierbei offensichtlich auch die Ausschüttung des Hormons Oxytocin, das bereits für seine herausragende Bedeutung im Aufbau von emotionalen Beziehungen, zum Beispiel in der Mutter-Kind-Beziehung, bekannt ist, eine wichtige Rolle spielt. Eine Ausschüttung dieses Hormons unter Stressbedingungen führt bei Survivor-Persönlichkeiten offenbar auch dazu, auf verschiedenen Ebenen die Schnelligkeit und vor allem auch die Genauigkeit in der Interpretation emotionaler Signale aus der Umgebung zu erhöhen.

Anatomisch sind für Resilienz folgende neuroanatomischen und neurophysiologischen Strukturen von herausragender Bedeutung: die Amygdala (Furcht-Angst-Zentrum), der Präfrontale Cortex (Schaltzentrale für Entscheidungen), der Hippocampus (Gedächtnis), der anteriore cinguläre Cortex (Aufmerksamkeitszentrum), die vordere Insula (stimmt kognitive und emotionale Eindrücke ab) sowie der Nucleus accumbens (Lust, Belohnungszentrum). Die anatomische Lage und die wesentliche Funktion sind in Abbildung 11 zusammengefasst. Unter dem Einfluss von Stress entsteht je nach auslösendem Reiz, dessen Stärke sowie Erfahrungswerten der Person eine Antwort im Gehirn. Hierbei spielen

ABBILDUNG 11

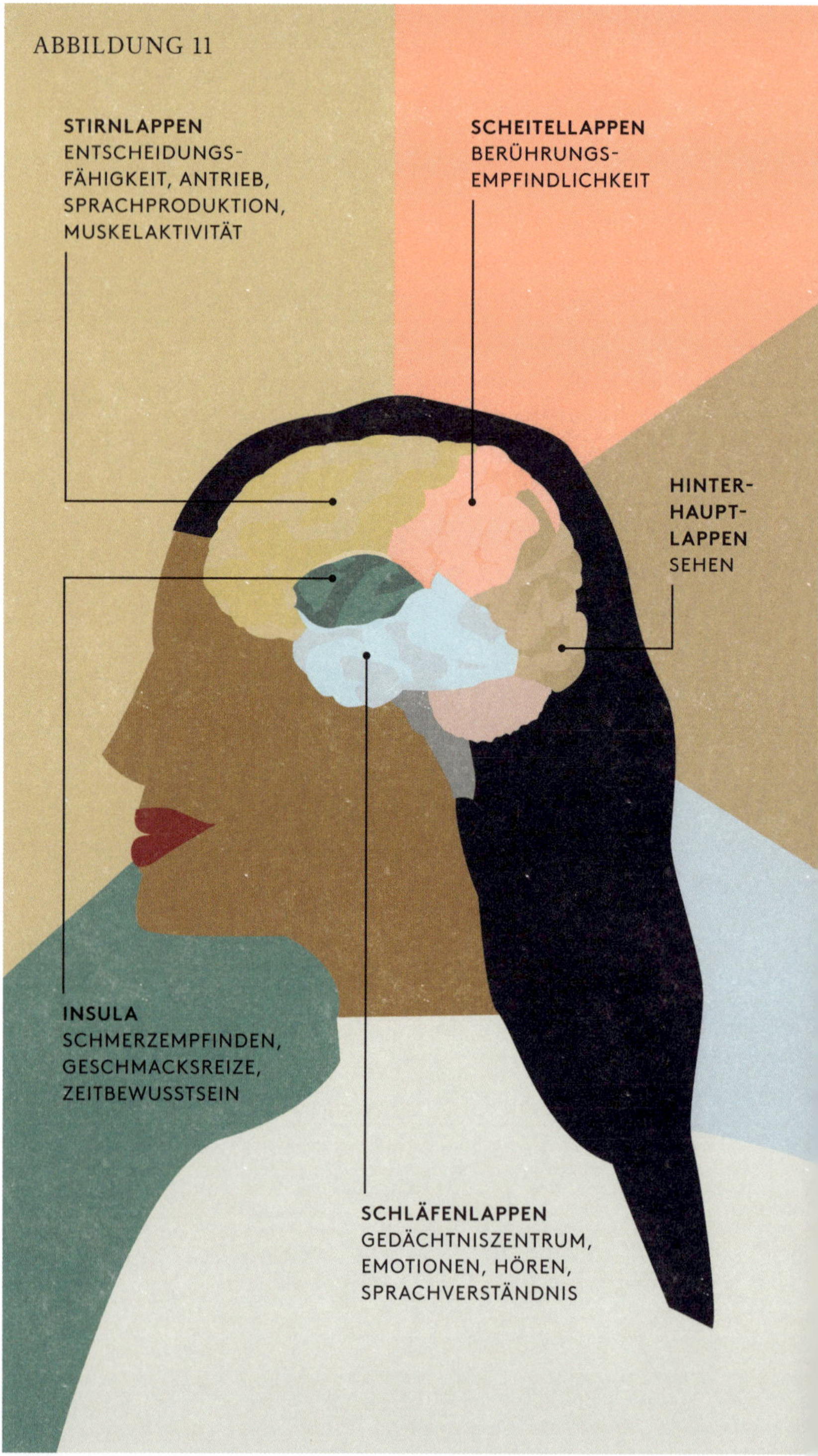

STIRNLAPPEN
ENTSCHEIDUNGS-
FÄHIGKEIT, ANTRIEB,
SPRACHPRODUKTION,
MUSKELAKTIVITÄT
SCHEITELLAPPEN
BERÜHRUNGS-
EMPFINDLICHKEIT
HINTER-
HAUPT-
LAPPEN
SEHEN
INSULA
SCHMERZEMPFINDEN,
GESCHMACKSREIZE,
ZEITBEWUSSTSEIN
SCHLÄFENLAPPEN
GEDÄCHTNISZENTRUM,
EMOTIONEN, HÖREN,
SPRACHVERSTÄNDNIS

der Thalamus, der Hypothalamus und die Hypophyse eine besondere Rolle. Der Hypothalamus sowie die Hypophyse reagieren mit der Ausschüttung von Hormonen. Zugleich kommt es über die Nebennieren zur Ausschüttung der bekannten Stresshormone Adrenalin und Cortisol. Diese Stressreaktionen sind bei Einzelhaft, wie im Fall von Holger Meins, besonders ausgeprägt. Zahlreiche neuere psychologische und physiologische Untersuchungen an Häftlingen belegen, dass Einzelhaft für mehrere Tage oder Wochen bleibende neurale Schäden hinterlässt. Fehlende Stimuli von außen – akustisch, visuell oder durch Berührung – sowie vor allem der Verlust sozialer Kontakte kommen einer Folter gleich. Diese Form der kompletten Isolation und des Beengtseins auf ein paar Quadratmeter beeinträchtigen Gedächtnisfunktionen: So schrumpft der Hippocampus, und es können unter Umständen Schlafstörungen, Angstattacken, Depressionen, Verfolgungswahn, Halluzinationen bis hin zu Psychosen auftreten. Wir wissen von einigen Einzelhäftlingen, dass sie virtuell Schachpartien durchspielten, Wegstrecken in der Zelle durchrechneten, Liegestütze einarmig und beidarmig bis zur Erschöpfung durchführten, nur um etwas zu tun haben und den Geist abzulenken.

Es ist ein interessanter Befund, dass sozialer Kontakt und soziale Anerkennung den gleichen Bereich im Gehirn aktivieren, die auch für stimulierende Lustgefühle, Freude und Belohnung zuständig sind – den Nucleus accumbens. Soziale Zurückweisung aktiviert hingegen die Amygdala und Teile des Frontalhirns, Bereiche, die in die Schmerzempfindung eingeschaltet sind.

Zusammengefasst: Resilienz ist ein Begriff, der die psychologischen und physiologischen Stärken eines Menschen beschreibt, erfolgreich mit Veränderungen im Leben umzugehen. Zu den typischen Charaktereigenschaften dieser Menschen gehören Kreativität, Improvisationstalent, Frustrationstoleranz. Außerdem haben sie die Fähigkeit, Leid zu ertragen und sich innerlich wiederaufzubauen, wenn die Kontrolle über die Lebenssituation verloren ging. Sie haben die Fähigkeit, schnell und substanziell aus Fehlern zu lernen, Freunde zu finden und Freundschaften zu schließen, wobei ein gutes Gespür für die richtige Nähe und Distanz besteht. Sie achten darauf, dass sie sich eine gewisse Unabhängigkeit erhalten. Selbstdisziplin und Einfühlungsvermögen gehören gleichfalls zu ihren Charaktereigenschaften. Nicht zuletzt aber unterscheiden sich Personen mit hohem «Resilienzfaktor» von anderen durch die ausgesprochene Neigung, Widerstände im Leben als im Kern positiv anzusehen. Sie sehen Hindernisse jeder Art als Herausforderungen, deren Bewältigung die eigene Persönlichkeitsstruktur festigt und widerstandsfähiger macht. In den vergangenen Jahren wurden von unterschiedlichen Teams Tests entwickelt, um die Resilienz einer Person zu erfassen. Als wichtige Resilienzfaktoren sind unter anderem ein realistischer Optimismus, ein moralischer Kompass, Religion und Spiritualität, resiliente Vorbilder, physische, geistige, kognitive und emotionale Flexibilität sowie ein Streben nach sinngebendem und zweckorientiertem Handeln identifiziert worden.

Wenn es um gruppendynamische Prozesse in Extremsituationen geht, gelten einige Persönlichkeitsstrukturen als auffällig konfliktbeladen. Dies hat sich insbesondere aus detaillierten Studien in der Antarktis ergeben. Zu den ungeeigneten Persönlichkeitsmerkmalen zählen vor allem Rigidität, die Ablehnung von Kompromissen sowie eine Neigung, bei Meinungsverschiedenheiten oder Konflikten mit Aggression und Wutausbrüchen zu reagieren. Erfolgreiche, gut funktionierende Gruppen sind dadurch gekennzeichnet, dass jedes Mitglied zumindest eine besondere Fähigkeit, ein Talent besitzt, das sich von den anderen unterscheidet, und mit dieser Fähigkeit entscheidend zum Erfolg der Gruppe als Ganzes beiträgt. Entsprechend achten, schätzen und ergänzen sich die Mitglieder einer derartig zusammengesetzten Gruppe untereinander. Weiterhin scheinen eine gewisse intellektuelle Homogenität und ein vergleichbarer Bildungshintergrund für das Zusammengehörigkeitsgefühl und die Leistungsfähigkeit einer Gruppe förderlich zu sein. Ähnliches gilt für kulturelle Werte und die soziale Herkunft. Die Altersunterschiede sollten einerseits nicht zu klein sein, um Rivalitäten untereinander zu minimieren, andererseits auch nicht zu groß sein, um Konflikte aufgrund unterschiedlicher Lebensweisen und Interessen zu vermeiden. In der Gruppenzusammensetzung können einige starke, dominante Charaktere durch Crewmitglieder mit submissiven Charaktereigenschaften durchaus kompensiert werden. In der Regel «funktionieren» verheiratete Männer in der Gruppe besser als Singles, vorausgesetzt, sie sind seit mehr als 24 Monaten verheiratet und zeichnen sich durch keinen allzu ausgeprägten Sexualtrieb aus. In der Regel verfolgen männliche Gruppenmitglieder vordringlich ihre beruflichen Ambitionen und stellen ihre gefühlsmäßigen

Ambitionen und Bedürfnisse dahinter zurück. Das Vorhandensein von Frauen in isolierten Gruppen übt einen stabilisierenden Einfluss auf die Gruppe aus. Das Funktionieren und Überleben einer Gruppe bei herausfordernden Unternehmungen etwa auf der ISS oder am Südpol und erst recht bei nicht vorhersehbaren Schicksalsschlägen hängt entscheidend von der Führungsperson ab. Diese sollte vor allem folgende Charaktereigenschaften aufweisen: Selbstlosigkeit, Toleranz, Optimismus, Demut, ausreichend intellektuelle und sprachliche Fähigkeiten, um Probleme und Konflikte in der Gruppe bearbeiten und lösen zu können, Mut, ein hohes Maß an Selbstgenügsamkeit und Autonomie sowie nicht zuletzt eine gute Portion Humor.

ISOLATION UND SEXUALITÄT

Die Sexualität als natürliches Bedürfnis kann als Faktor in extremen Umwelten, insbesondere in gemischten Gruppen unter Langzeitisolation und Beengtheit, nicht ignoriert werden, weder aus individueller noch gruppendynamischer Sicht. Vermutlich aufgrund des sensiblen Themas liegen detaillierte wissenschaftliche Studien hierzu bisher nicht vor. Einzelbeobachtungen und anekdotische Schilderungen deuten aber darauf hin, dass sexuelles Wohlbefinden und sexuelle Sicherheit in isolierten Situationen Veränderungen unterliegen. Bei Raumfahrtmissionen und Untersuchungen bei männlichen Überwinterern in der Antarktis hat sich gezeigt, dass der Testosteronspiegel im Laufe der

Zeit sinkt, aber sexuelle Bedürfnisse, jedenfalls beim Mann, wenn auch vermindert, erhalten bleiben. Gerald Coffee, für mehrere Jahre während des Vietnamkriegs amerikanischer Kriegsgefangener im berüchtigten «Hanoi Hilton», widmet in seiner Autobiographie *Beyond survival* ein ganzes Kapitel der «Good Fairy» – dem Orgasmus im Schlaf.

Wir haben zum Thema Sexualität gerade eine auf mehrere Jahre ausgelegte Studie in Zusammenarbeit mit der europäischen Weltraumbehörde ESA in der Antarktis begonnen, die speziell die möglichen Veränderungen im sexuellen Verhalten untersucht, sowohl was die Selbst- als auch die Fremdwahrnehmung betrifft. Folgendes soll geklärt werden: Wie verändert sich das psychosexuelle Wohlbefinden von Frauen und Männern im Verlauf einer Überwinterung auf einer Antarktis-Station bei mehrmonatiger Isolation? Wie schwankt das sexuelle Wohlbefinden im Verhältnis zur allgemeinen Stimmungslage? Wie beeinflusst das Verhalten anderer Bewohner die eigenen psychosexuellen und soziosexuellen Erfahrungen?

Andere Untersuchungsziele kreisen um Fragen der sexuellen Sicherheit. Gibt es Unterschiede zwischen männlichen und weiblichen Überwinterern/-innen bei der Frage, ob und wie häufig sie sich sexuelle Aufmerksamkeit durch andere Crewmitglieder wünschen? Wie ändern sich die Einstellungen zu Sexismus, sexuellen Grenzen, zu angemessenem sexuellen Verhalten im Laufe der Zeit? Wie lässt sich die soziosexuelle Sicherheit der Überwinterer/-innen mit ihren Erfahrungen in ihrer gewohnten Umgebung vergleichen? Die zahlreichen offenen Fragen deuten schon an, dass Sexualität unter Isolation und in Confinement-Situationen ein außerordentlicher Nährboden für substanzielle Konflikte in einer Gruppe sein kann. Auch aus diesem Grund haben sich verschiedene Raumfahrtbehörden im Rahmen von Langzeit-Isolationsstudien mit diesem Thema beschäftigt und die Leistungsfähigkeit und Konflikthäufigkeit reiner Männer- und Frauencrews im Vergleich zu gemischten Crews untersucht. Bei simulierten Raumfahrtmissionen in Tauchkammern zeigte sich, dass, wenn es um Teamleistung geht, rein weibliche Teams im Vergleich zu rein männlichen Teams gleich gut abschneiden und manchmal sogar besser. Bei einer rein männlichen Crew (6 Personen) kam es in Norwegen während einer einmonatigen Isolation zu ausgeprägten Rivalitäten. Eine andere Versuchsreihe mit einer Frau und 11 Männern führte zu einem Auseinanderbrechen der Crew; das Experiment, eine internationale Isolationsstudie in Moskau, musste aus Sicherheitsgründen vorzeitig beendet werden.

Eine kleinere, gemischte Crewzusammensetzung in einer von der ESA durchgeführten Studie in einer Kölner Tauchkammer der Deutschen Zentrums für Luft- und Raumfahrt mit drei Männern und einer Frau erwies sich in einer zweimonatigen Isolation hingegen als ausgesprochen leistungsstark und gruppendynamisch stabil. Die Psychologen führten dies darauf zurück, dass die einzige Frau im Team als «emotionaler Führer» fungierte, die Stress und Streitigkeiten durch Gespräche, Dialoge und Diskussionen abbauen konnte. Sie konnte diese Funktion übernehmen, da sie eine klare, eindeutige Paarbeziehung zum Gruppenleiter in der Isolation aufbaute und Qualitäten wie emotionale Wärme und Fürsorge in die Gruppe einbrachte. Sie schaffte damit einen kräftigen Gegenpol zur männlichen Dominanz im Team.

Diese vereinzelten Studien legen den Schluss nahe, dass Frauen in der Isolation und in Confinement-Situationen eine besonders wichtige Rolle zukommt. Frauen und Männer, ohne in Stereotypen zu verfallen, haben unterschiedliche Kommunikationssysteme, auch aufgrund unterschiedlicher gesellschaftlicher Rollen und kultureller Einflüsse. Wie genau die Unterschiede zwischen Mann und Frau sich auf die Funktion des Gehirns und die Verhaltensweisen bei Mann und Frau auswirken, ist verständlicherweise in den Medien ein beliebtes, nichtsdestoweniger unter Wissenschaftlern, insbesondere Neurowissenschaftlern, zunehmend aber sehr kontrovers diskutiert Thema. Eines scheint sicher: In der Regel sind Frauen verbal und emotional wesentlich kommunikativer als Männer. Männer neigen zu einer an Fakten orientierten Sprache. Frauen äußern in Dialogen wesentlich häufiger persönliche Meinungen, was den Gesprächsfluss in Gang hält. Auf der anderen Seite empfinden Frauen in gemischten Teams permanent einen hohen Druck, sich beweisen zu müssen, und sind überzeugt, dass ihre Position in der Gruppe nicht die gleiche Durchschlagskraft hat wie die von Männern.

Frauen haben zudem eigene Strategien entwickelt, um sich gegenüber männlicher Dominanz zu behaupten. Der oben geschilderte «emotionale Führer»-Typ in der Kölner Studie ist eine von unterschiedlichen Verhaltensweisen oder Strategien, wenn man so will, die Frauen in professionellen Gruppensituationen einsetzen. Danach ist der erste «Typ» die Frau, die die Verbindung zu dem Mann mit dem höchsten Status in der Gruppe sucht. Sie fühlt sich hierdurch sicher vor den anderen Männern in der Gruppe und zusätzlich geschätzt. Diese Strategie macht sie aber letztlich abhängig von dem stärkeren Mann, der wiederum, wenn es ihm gefällt, diese Situation zu seinen Gunsten ausnutzen kann. Der zweite Typ agiert nach dem «Königin»-Prinzip. Sie gibt keinem männlichen Teammitglied den Vorzug, sodass sich alle um sie bemühen. Aber diese Herangehensweise führt auf Dauer zu Frustrationen bei den Männern und bei ihr zu dem Zwang, sich letztendlich doch für einen entscheiden zu müssen, sollen größere Konflikte und ihre Führungsrolle nicht in Frage gestellt werden. Der letzte Typ ist die Angreiferin. Dieser kann aufgrund seiner intellektuellen Fähigkeiten und seiner körperlichen Anziehungskraft physische Defizite gegenüber den männlichen Teammitgliedern kompensieren. Eine solche Frau tritt selbstbewusst in der Männerrunde auf, ist schlagfertig, kennt die Schwächen der Männer und nutzt diese Kenntnis aus, um diese zu manipulieren und eine Führungsrolle in der Gruppe einzunehmen. Schwierig und konfliktbeladen wird die Gruppendynamik in gemischten Crews, wenn die Frauen ihre fürsorgende Rolle aufgeben, unterschiedliche Partner wählen und es so unter den Männern zu rivalisierenden Spannungen bis hin zu physischen Auseinandersetzungen kommt. Auch reine Männercrews sind keineswegs vor physischen Auseinandersetzungen gefeit: In der russischen Antarktis-Station Bellingshausen stach der russische Forscher Sergey S. seinen Kollegen aus Chile mit einem Messer nieder und steht nun in Russland wegen versuchten Mordes vor Gericht. Auslöser des Konflikts soll ein Streit darüber gewesen sein, dass das chilenische Teammitglied wiederholt – und gegen den Wunsch von Sergey S. – das Ende und damit den Plot verschiedener Bücher aus der Bibliothek der Station verraten hatte.

KAPITEL 5

Zeit

In «Archipel Gulag» beschreibt Alexander Solschenizyn den Schlafentzug als eine der gängigen Foltermethoden in den sowjetischen Straflagern: «Schlaflosigkeit (noch verbunden mit Sitzverbot, Durst, grellem Licht, Angst und Ungewissheit – ach was, Folter!) trübt den Verstand und untergräbt den Willen, der Mensch hört auf, ‹Ich› zu sein ... Sie sagten es unumwunden: ‹Sie wollen *nicht aufrichtig* sein, darum ist es Ihnen verboten zu schlafen!› Manchmal wurde der Raffinesse halber nicht das Stehen verordnet, sondern das *Sitzen* auf einem *weichen* Diwan, was besonders zum Schlafen einlädt (der diensthabende Wärter saß daneben und puffte den Betroffenen in die Seite, sobald dem die Augen zufielen). Folgendermaßen beschreibt ein Opfer (das den vorherigen Tag zudem in einer Wanzenbox abgesessen hatte) seine Empfindungen nach dieser Folter: ‹Schüttelfrost nach dem großen Blutverlust. Die Augen sind ausgetrocknet, als hielte jemand ein glühendes Eisen daran. Die Zunge ist vor Durst angeschwollen und sticht bei der leisesten Bewegung wie ein Igel. Schluckkrämpfe schnüren einem die Kehle zu.›» Die wichtigsten Verhöre, schreibt Solschenizyn, fanden im Lager deshalb immer nachts statt. Und wer Objekt einer längeren Untersuchung war, kam fünf Tage nicht zum Schlafen. «Die Schlaflosigkeit ist eine bemerkenswerte Foltermethode, eine, die keinerlei sichtbare Spuren hinterlässt.» Schlafdeprivation ist auch heute noch Teil «besonderer» Verhörmethoden. Nach einem Bericht des Intelligence Committee des amerikanischen Senats hielt die CIA vermeintliche Al-Qaida-Terroristen bis zu 180 Stunden wach, stehend oder in einer körperlichen Belastungsposition.

Die ersten Anzeichen von Schlafmangel sind Erschöpfung und Reizbarkeit, gefolgt von Lese- und Sprechproblemen, einer sinkenden Körpertemperatur und steigenden Hungergefühlen. Bei fortgesetztem Schlafentzug kommt es zu Orientierungslosigkeit, Sehstörungen, apathischem Verhalten. Für Solschenizyn agiert der Mensch, der unter Schlafmangel leidet, «halb unbewusst oder vollends unkontrolliert», er ist in einer solchen körperlichen Verfassung, «dass wir ihm wegen seiner Aussagen nicht böse sein dürfen».

✦

Schlaf ist für den Menschen lebensnotwendig. Wir schlafen, um Energie zu konservieren; nachts, wenn es kälter ist, müssten wir für körperliche Aktivität mehr Energie aufwenden. Also schlafen wir nachts. Gleichzeitig verarbeitet und ordnet das Gehirn während des Schlafs die Informationen des Tages – umgekehrt beeinträchtigt Schlafmangel die kognitiven Fähigkeiten des Menschen. Er reduziert die Lern- und Koordinationsfähigkeit sowie komplexes Denken und erhöht Unaufmerksamkeit und verlängert Reaktionszeiten. Außerdem verschlechtert Schlafmangel ganz allgemein die Funktionen des präfrontalen Kortex. Diese Region des Gehirns ist eng in die Analyse einer Situation eingebunden, leitet aktive Handlungsschritte ein und steuert die Emotionsregulation und Emotionsverarbeitung des Gehirns. Eine Störung beziehungsweise Beeinträchtigung seiner Funktion hat entscheidende Auswirkungen auf die gesamte Leistungsfähigkeit des Organismus – insbesondere unter extremen physischen und psychischen Belastungen. Weitere typische Folgen von Schlafmangel beziehungsweise Schlafentzug – je nach Länge und Häufigkeit – sind Beeinträchtigungen von strategischem Denken und besonders sogenannter divergenter Fähigkeiten wie Gedächtnisfunktionen, die bleibende Abspeicherung von Gedächtnisinhalten, die Konsolidierung im Gedächtnis von Erlebtem und Erlerntem, innovatives Denken, Kommunikationsfähigkeit – und Kommunikationsbereitschaft. Konvergente Fähigkeiten, wie logisches Denken, erscheinen nach Studienergebnissen erstaunlicherweise durch Schlafmangel nicht wesentlich beeinträchtigt zu werden. Gleichzeitig stellt sich bei dem Betroffenen eine pessimistischere Grundhaltung ein, das Erkennen von mimischen Gesten wird erschwert, es zeigt sich eine generelle Abnahme von Empathie anderen Mitmenschen gegenüber, und die Streitwilligkeit nimmt zu. Bei fortschreitendem Schlafmangel werden Psychosen, Manien, Halluzinationen oder Verfolgungswahn beobachtet.

Schlafprobleme sind ein Leitsymptom beim posttraumatischen Stresssyndrom. 50 Prozent der Kriegsveteranen berichten zum Beispiel über Schlafprobleme. Ausgelöst wird dies vermutlich durch die permanente physische Bedrohung und Anspannung während des Einsatzes. Die Schlafprobleme werden aus dem Kriegsgebiet nach Hause mitgenommen und beginnen sich dort zu manifestieren – als Konflikt in der Familie, Alkoholabhängigkeit, gewalttätige Albträume und Verfolgungswahn. Manch ein Kriegsveteran hat das gemeinsame Schlafzimmer wieder verlassen und einen «Unterstand» im Garten gebaut, um sich wieder sicher zu fühlen und ein bisschen Schlaf finden zu können. Schlafmangel ist also ein Risikofaktor für neurodegenerative Erkrankungen, Demenz sowie eine emotionale Radikalisierung, aber auch für chronisch-vaskuläre und metabolische Erkrankungen.

Gleichzeitig kann Schlafentzug aber auch therapeutisch genutzt werden. Bei Depressionen werden vermehrte REM-Phasen – die von schnellen Augenbewegungen bei geschlossenen Lidern geprägt sind – im Schlaf beobachtet. Wenn man Patienten in diesen REM-Schlafphasen weckt, erhöht man die Produktion von wichtigen Botenstoffen im Gehirn, die für das Wachstum von Nervenzellen notwendig sind. Therapeutischer Schlafentzug erhöht gleichzeitig andere Botenstoffe wie Serotonin, Tryptophan und Taurin, deren Mangel im Gehirn mit der Entstehung von Depressionen in Verbindung gebracht wird. Zur Therapie werden die Patienten einem totalen 36-stündigen Schlafentzug oder einer teilweisen Schlafreduktion von 3 bis 4 Stunden ausgesetzt. Das wirkt zum Teil bereits nach 24 Stunden und ist für 50 Prozent der Patienten mit uni-und bipolarer Depression nachgewiesen worden.

Bei der CIA läuft Schlafentzug unter dem Namen «Vielfliegerprogramm» («Frequent Flyer Program»), weil der Körper dabei wie bei einem Flug über mehrere Zeitzonen hinweg die Orientierung verliert. Beim Jetlag geraten der endogene circadiane Rhythmus, gesteuert durch die Schrittmacherzellen im Hypothalamus, und der externe Zeitgeber in Konflikt. Die entstehenden Symptome können in ihrer Ausprägung unterschiedlich sein, je nachdem wie viele Zeitzonen überflogen wurden und in welche Richtung die Flugreise erfolgte. Bei Flugreisen nach Osten besteht für uns das Problem darin, nicht einschlafen zu können. Bei Flugreisen nach Westen liegt die Schwierigkeit darin, wach zu bleiben. In der Regel sind Flugreisen nach Westen besser zu vertragen. Das liegt daran, dass es uns leichter fällt, länger willentlich wach zu bleiben, als willentlich einzuschlafen. Zu den klassischen Symptomen eines Jetlag gehören: generelles Unwohlsein, Magen-Darm-Störungen und herabgesetzte geistige Leistungsfähigkeit. Letztere kann sich daran zeigen, dass einem Fremdsprachen, die man eigentlich fließend spricht, auf einmal schwerfallen. Vor allem in den ersten 72 Stunden nach einem Flug über 8 bis 12 Zeitzonen treten vorübergehend Wortfindungsstörungen auf. Weiterhin macht sich ein allgemeiner Erschöpfungszustand bemerkbar. Am Zielort treten im Verlauf eines Tages unvermittelt Schlafattacken auf. Abschwächen, wenn auch nicht gänzlich verhindern lassen sich diese Symptome dadurch, dass der Reisende seinen eigenen Rhythmus dem lokalen Tag-Nacht-Rhythmus angleicht. Dazu sollte man bewusst den sozialen und beruflichen Zeitgebern vor Ort folgen. Bei einer Reise von bis zu acht Zeitzonen nach Osten ist es sinnvoll, sich am Morgen hellem Licht auszusetzen; bei einer Reise nach Westen bewusst der Dämmerung. Wie bei Schichtarbeitern kann es helfen, Sonnenbrillen zu tragen, um das Sonnenlicht zu unerwünschten Zeiten zu vermeiden. Man kann auch schon Tage vor dem Abflug damit beginnen, sich an die veränderten Bedingungen anzupassen: Wenn Sie nach Westen fliegen, gehen Sie jeden dieser Tage eine Stunde später ins Bett. Versuchen Sie dann auch noch eine Stunde später aufzustehen. Bei Reisen nach Osten gehen Sie jeden Tag eine Stunde früher schlafen – und stehen eine Stunde früher auf. Passen Sie Ihre Nahrungsaufnahme und Ihren Aktivität-Ruhe-Zyklus den örtlichen Gegebenheiten am Zielort an. Stellen Sie Ihre Uhr auf die Zeit des Zielorts um, sobald Sie im Flieger sitzen. Wenn Sie nach Osten fliegen, versuchen Sie, während der Reise zu schlafen; fliegen Sie nach Westen, versuchen Sie, wach zu bleiben. Finden Sie heraus, wann die Sonne am Zielort untergeht, und versuchen Sie, dann zu schlafen. Planen Sie nicht zu viele Termine in den ersten 72 Stunden. Versuchen Sie, so viel wie möglich zu schlafen. Verzichten Sie so weit als möglich auf alkoholische Getränke und halten Sie sich im Freien auf, damit Hypothalamus und Zirbeldrüse durch das blaue Lichtspektrum über den neuen Tagesgang informiert werden und die Melatoninproduktion unterdrückt wird.

Seit der Bildung unseres Sonnensystems vor 4,5 Milliarden Jahren ist die Erde zyklischen Schwankungen unterworfen. Die Rotation der Erde verursacht den Tag-Nacht-Rhythmus, die Neigung der Erdachse die sich unterschiedlich ausbildenden Jahreszeiten. Das Erde-Mond-System schafft in den Küstenbereichen zusätzliche Rhythmen mit Ebbe und Flut. Als vor 3,5 Milliarden Jahren Leben auf der Erde entstand, haben solche Zellen und später vor allem jene mehrzelligen Organismen im Laufe eines Jahres einen deutlichen Vorteil gehabt, die diese tages- und jahreszeitlichen Rhythmen registrieren konnten. Warum? Weil diese Schwankungen zum Beispiel mit einem schwankenden Nahrungsangebot einhergehen. In jeder der 10^{13} Zellen des Menschen findet sich ein Rezeptor, der angesteuert werden kann, um der Zelle mitzuteilen, dass sie «ruhen» oder «aktiv» sein soll. Es sind nicht immer alle Zellen gleichzeitig aktiv oder inaktiv: Im Körper existieren unterschiedliche Rhythmen nebeneinander, und diese Vielzahl muss wie in einem Orchester aufeinander abgestimmt werden (Abbildung 12). Bekannte Rhythmen im Tagesgang sind der Schlaf-Wach-Rhythmus und die Körpertemperatur der im Körperinnern gelegenen Organe wie Herz, Lunge, Leber, Niere und Gehirn. Diese Organe haben ihre höchsten Temperaturen am frühen Abend gegen 18 Uhr und ihren Tiefpunkt in den frühen Morgenstunden zwischen 4 und 5 Uhr. Überhaupt sind der Körpertemperaturverlauf über den Tag und der damit verbundene Stoffwechsel wesentliche Zahnräder im Uhrwerk des biologischen Rhythmus, wie wir noch sehen werden.

ABBILDUNG 12

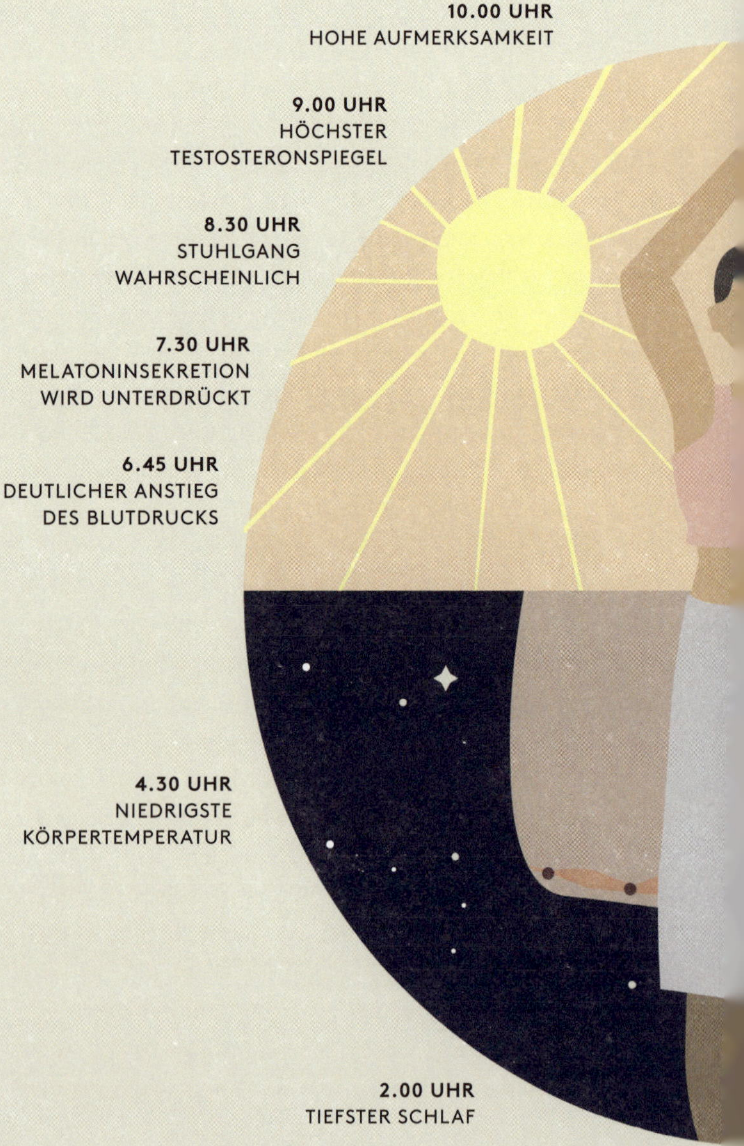
10.00 UHR
HOHE AUFMERKSAMKEIT
9.00 UHR
HÖCHSTER TESTOSTERONSPIEGEL
8.30 UHR
STUHLGANG WAHRSCHEINLICH
7.30 UHR
MELATONINSEKRETION WIRD UNTERDRÜCKT
6.45 UHR
DEUTLICHER ANSTIEG DES BLUTDRUCKS
4.30 UHR
NIEDRIGSTE KÖRPERTEMPERATUR
2.00 UHR
TIEFSTER SCHLAF

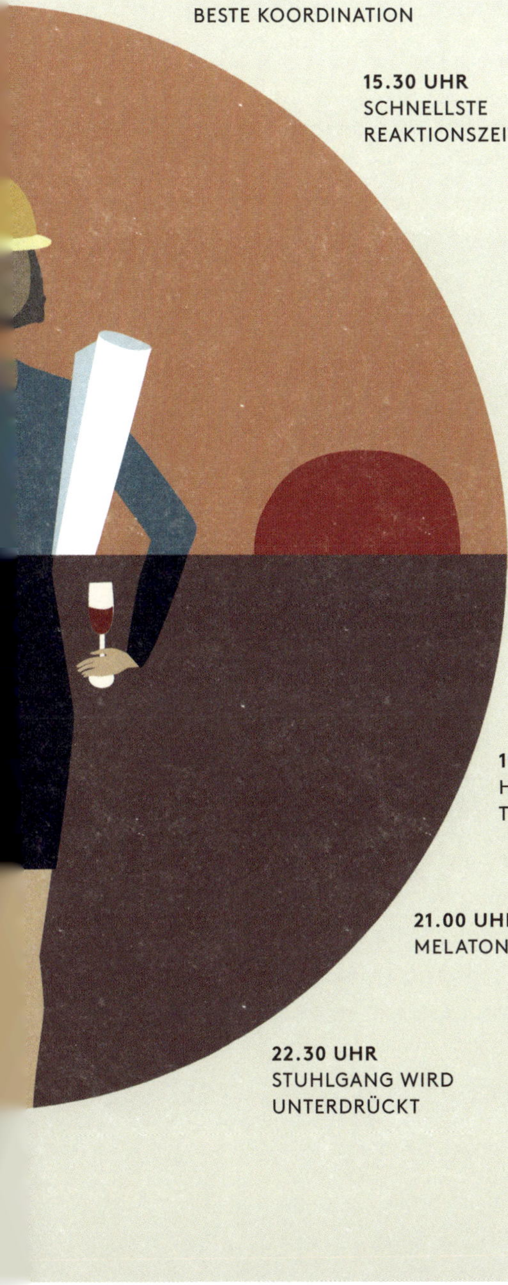

14.30 UHR
BESTE KOORDINATION

15.30 UHR
SCHNELLSTE
REAKTIONSZEIT

17.00 UHR
GRÖSSTE LEISTUNGS-
FÄHIGKEIT DES HERZ-
KREISLAUF-SYSTEMS
UND DER MUSKULATUR

18.30 UHR
HÖCHSTER
BLUTDRUCK

19.00 UHR
HÖCHSTE KÖRPER-
TEMPERATUR

21.00 UHR
MELATONINSEKRETION BEGINNT

22.30 UHR
STUHLGANG WIRD
UNTERDRÜCKT

Zu den Rhythmen mit einer längeren Periodendauer von mehreren Tagen zählt zum Beispiel der weibliche Menstruationszyklus. Alle diese Rhythmen scheinen angeboren zu sein.

Die Wissenschaft, die sich mit diesen Fragestellungen beschäftigt, ist die Chronobiologie. Sie untersucht die zellulären Mechanismen und Signalwege, die es der Zelle ermöglichen, über Tag und Nacht informiert zu werden. Sie analysiert, wie sich Veränderungen von Licht, Umgebungstemperatur, Nahrungsaufnahme oder körperlicher Aktivität auf die Rhythmen der Zellen und des Gesamtorganismus auswirken. Wenn man Menschen einzelne Faktoren völlig und teilweise für längere Phasen entzieht, kommt man der Bedeutung dieser «Zeitgeber», wie sie von den Chronobiologen genannt werden, auf die Spur. Außerdem konnte nachgewiesen werden, welche Rhythmen bereits angeboren sind und welche erst im Laufe des Lebens erworben werden. Einige Rhythmen im Tages-, Monats- und Jahresgang bleiben auch bei völliger Isolation oder Abschottung erhalten, verändern allerdings ihre sogenannte Phasenlänge. Der Körper entwickelt in kompletter Isolation einen anderen Rhythmus – ein Tag dauert dann 24,5 und nicht 24 Stunden.

Zu den wichtigsten Zeitgebern zählt das Sonnenlicht. Licht ist eine elektromagnetische Welle. Und das Sonnenlicht setzt sich aus mehreren Wellenlängen unterschiedlicher Frequenz zusammen, die gemeinsam das Lichtspektrum bilden. Dieses Spektrum umfasst verschiedene Farben von Violett mit der kürzesten Wellenlänge und der höchsten

Frequenz – über Blau, Türkis, Grün, Gelb, Orange bis Rot. Diese Farbe weist die größte Wellenlänge und die niedrigste Frequenz auf. Unser Auge hat empfindliche Nervenzellen in der Netzhaut auf der Rückseite des Auges. Diese Nervenzellen sind für die Erkennung von Hell-Dunkel, also das Dämmerungssehen («skotopisches Sehen»), verantwortlich – die sogenannten Stäbchen. Die größte Empfindlichkeit dieser Nervenzellen liegt bei einer Wellenlänge von 500 Nanometern. Pro Auge hat der Mensch 120 Millionen dieser Stäbchen. Hat er keine, ist er nachtblind, denn Stäbchen können keine Farben erkennen. Für das Farbsehen sind andere Nervenzellen im Auge verantwortlich, von denen es wesentlich weniger gibt – nur 5 bis 7 Millionen pro Auge. Diese Nervenzellen lassen sich wiederum in solche unterteilen, die im blauen Bereich von 430 bis 490 Nanometern empfindlich sind, und solche, die ihre maximalen Empfindlichkeiten bei Rot (564) und Grün (534 Nanometer) aufweisen. Fasst man die unterschiedlichen Farbspektren zusammen, ergibt dies eine maximale Empfindlichkeit bei 550 Nanometern. Diese Wellenlänge entspricht dann dem, was als Tagsehen («photopisches Sehen») bezeichnet wird. Mit diesen Sensoren im Auge erfassen wir sowohl unsere Umgebung als auch die Unterschiede eines warmweißen, neutralweißen oder tages(kalt)weißen Lichts. Hier spricht man von der «Farbtemperatur». Diese Farbtemperatur ist für das Wohlbefinden entscheidend – warmweißes Licht strahlt Behaglichkeit aus, neutralweißes Licht Sachlichkeit, es ist eben «neutral» und wird von den meisten Menschen als solches nicht als störend empfunden. Tageslichtweiß wird gern genommen, wenn starke Kontraste gewünscht sind, um Dinge hervorzuheben wie Details an den Fassaden von Gebäuden. Deshalb wird für Gaststuben und Kneipen auch warmweiße Beleuchtung und für Büroräume Neutralweiß bevorzugt.

Die «innere Uhr» wird durch die intrinsisch fotosensitiven retinalen Ganglienzellen bestimmt: Diese lichtempfindlichen Nervenzellen im unteren Bereich des Auges sind nicht für die Bildgebung im Auge da, sondern steuern über die Produktion von Melanopsin unmittelbar den Melatoninhaushalt unseres Körpers. Durch dieses Protein werden die Nervenzellen empfindlich für Licht, insbesondere für Licht im blauen Spektrum mit einer Wellenlänge von 490 Nanometern: Genau das Blau, das wir an einem schönen, sonnigen Morgen am Himmel sehen! Die lichtempfindliche Zelle im Auge erkennt, dass es Tag ist, produziert also vermehrt Melanopsin, vermittelt dies speziellen Zellen im Gehirn, den Schrittmacherzellen, die für die Kontrolle und Steuerung der «inneren Uhr» verantwortlich sind. Hierdurch wird die Bildung des «Schlafhormons» Melatonin in der Zirbeldrüse des Gehirns unterdrückt, und wir bleiben wach. Wird es dunkel, nimmt die Produktion von Melanopsin ab und folglich die Produktion von Melatonin zu – die Schlafphase im Körper wird eingeleitet.

Das Melatonin der Zirbeldrüse beeinflusst den Hypothalamus und somit die circadiane Rhythmik. Es fördert dort Mechanismen, die den Schlafzustand herbeiführen. Wachsein und Schlafen sind zentrale Bestandteile der circadianen Rhythmik und essenziell für den sogenannten «homöostatischen Prozess». Darunter wird die Synchronisierung der inneren circadianen Rhythmen mit den äußeren Bedingungen wie dem Hell-Dunkel-Wechsel verstanden. Also «garantiert» der homöostatische Prozess, dass in Abhängigkeit von der Dauer des vorherigen Wachseins die Schlafneigung beziehungsweise Müdigkeit immer weiter ansteigt. Wenn man so will, führt der Organismus ein Konto wie eine Bank. Und die Kontoführung ist sehr streng. Ist das «Schlafkonto» im Saldo, bucht sich der homöostatische Prozess des Organismus den entsprechenden Betrag vom «Wachseinkonto» ab. Wir werden müde, schlafen und gleichen so das Saldo im «Schlafkonto» auf. Dieser Schlafantrieb ist ungeheuer stark – ihn zu unterbrechen kommt in der Tat einer Folter gleich. Schlaf ist die einzige bekannte Möglichkeit, den Schlafantrieb des homöostatischen Prozesses zu reduzieren. Dieser Prozess ist interessanterweise wiederum mit dem Wärmehaushalt und der Temperaturregulation verbunden. Es konnte in Untersuchungen gezeigt werden, dass Schlaf beim Menschen normalerweise dann eingeleitet wird, wenn die Körpertemperatur im Verlauf des Tages zu fallen beginnt – zwischen 20 und 22 Uhr abends. Morgens zwischen 5 und 7 Uhr, wenn die Körpertemperatur langsam wieder ansteigt, wird das Aufwachen ausgelöst. Unterkühlte Personen neigen dazu einzuschlafen – ein gefährlicher Zustand in dieser lebensbedrohlichen Situation, der durch eine vermehrte Melatoninproduktion ausgelöst wird. Die Einleitung des Schlafes in unseren gemäßigten Regionen wird zusätzlich durch eine vermehrte Hautdurchblutung der Füße beschleunigt – dadurch kommt es zu einem gesteigerten Wärmeverlust des Körpers, und die Temperatur im Körperkern fällt. Was zeigt, wie eng der Schlaf-Wach-

Rhythmus, Wärmehaushalt und die Temperaturregulation im Organismus miteinander verknüpft sind.

EULEN UND LERCHEN

Wie viel Schlaf der Einzelne braucht, ist sehr unterschiedlich. Einige Menschen sind «Morgenmuffel». Sie können bis weit in den Vormittag schlafen, kommen dafür allerdings erst spät in der Nacht zur Ruhe (wie die Eulen). Andere wiederum können nicht früh genug aufstehen, sind abends früh müde – und warten am Morgen sehnsüchtig darauf, dass der Zeitungsbote an der Haustür eintrifft, eben «Frühaufsteher» wie Lerchen. Die Schrittmacherzellen im Hypothalamus, die wir schon kennengelernt haben, sind für diesen persönlichen endogenen Rhythmus verantwortlich. Der Rhythmus selbst ist im Laufe des Lebens gewissen Schwankungen unterworfen. So sind Kinder – zum Ärger der Eltern – in der Regel früh wach. In der Pubertät verschiebt sich der Rhythmus deutlich nach hinten, die Nächte «durchzumachen» gilt bei Zwanzigjährigen als unerlässlich und fällt ihnen körperlich auch nicht schwer. In den späteren Lebensjahren verlagert sich der endogene Rhythmus erneut zurück. Senioren sind eher Lerchen als Eulen. Die Verschiebungen im endogenen Rhythmus mit dem Lebensalter sind aber graduell zu verstehen: Wer genetisch eher zu den Frühaufstehern gehört, wird als Jugendlicher einem «Normaltyp» näher kommen und im Alter wieder zum Frühaufsteher transformieren, und der «Langschläfer» wird im Alter zu einer abgeschwächten «Eule». Beide Typen zeigen aber eine gemeinsame Auffälligkeit. Je älter wir werden, desto weniger schlafen wir. Im Alter von fünf bis acht Jahren schlafen Kinder nachts acht oder neun Stunden. Ein Erwachsener schläft im Alter von 40 Jahren im Schnitt etwa sieben bis acht Stunden, im sechsten Jahrzehnt ein bisschen mehr als 6 Stunden, und im achten Lebensjahrzehnt kommen Menschen mit sechs Stunden Schlaf pro Nacht aus. Aber nicht nur der Schlafrhythmus, sondern auch der Schlaftypus ändert sich mit dem Lebensalter. Die sogenannten Tiefschlafphasen werden zunehmend immer kürzer. Die Abbildung 13 fasst die wesentlichen Änderungen der Schlaflänge und Schlaftiefe im Verlauf des Lebens zusammen. Interessanterweise haben Untersuchungen ergeben, dass Langschläfer und Frühaufsteher gleich viele Tiefschlafphasen aufweisen, aber Langschläfer einen leichteren Schlaf haben und mehr träumen. Beim Aufwachen allerdings fühlen sich diesen Untersuchungen zufolge beide Schlaftypen gleich gut ausgeruht, was die Vermutung nahelegt, dass Kurzschläfer effektiver schlafen.

Es liegt auf der Hand, dass ein so komplexes System wie «Schlaf» leicht gestört werden kann. Nach einer Studie der Deutschen Angestellten-Krankenkasse (DAK) von 2017 schlafen 80 Prozent der Erwerbstätigen im Alter zwischen 35 und 65 Jahren in Deutschland schlecht. Das sind 34 Millionen Menschen, und 10 Prozent der Erwerbstätigen leiden gar unter einer schweren Form der Insomnie, das wären 3,4 Millionen Menschen in Deutschland. Deren Zahl ist seit 2010 um 66 Prozent gestiegen. Als schwere Insomnien gelten solche Schlafstörungen, bei denen die betroffenen Personen nicht ein- und durchschlafen können, über schlechten Schlaf klagen und sich am Tag deshalb müde und erschöpft fühlen. Berufstätige Frauen sind nach der DAK-Studie etwas häufiger betroffen als Männer. Ursachen für Schlafprobleme sind laut dieser Untersuchung seelische Probleme und starker Termin- und Leistungsdruck bei der Arbeit, Überstunden, Nachtschichten und permanente Erreichbarkeit. Die Folgen von Schlafstörungen sind, wie Solschenizyn sehr plastisch beschreibt, dramatisch. Ohne ausreichend Schlaf funktionieren die Speicher- und Erinnerungsfunktionen des Gehirns nicht, ohne Schlaf ist kognitives wie motorisches Lernen nicht möglich. Magnetresonanztomographische Untersuchungen haben gezeigt, dass während des Schlafes die gleichen Hirnregionen aktiv sind wie während des Trainings eines bestimmten Bewegungsablaufs. Teilnehmer einer solchen Studie konnten einen motorischen Ablauf bis zu 11 Prozent effizienter nachvollziehen, nachdem sie ausreichend geschlafen hatten, als Teilnehmer einer Vergleichsgruppe, die vorher wach bleiben mussten. In Tierversuchen zeigten Mäuse einen signifikanten Abfall der Gedächtnisleistungen bei Schlafentzug. Wohl jeder kennt den Moment gewisser Orientierungslosigkeit direkt nach dem Erwachen. Auch dieses Phänomen ist abhängig davon, zu welchem Zeitpunkt relativ zum angeborenen circadianen Rhythmus ein Proband geweckt wird. Ein Erwachen während der «biologischen Nacht» führt zu signifikant höherer Desorientierung. Dies hat Konsequenzen für Menschen, die während eines Nachtdienstes auf Abruf schnell aufwachen und Entscheidungen treffen müssen. Die Zusammenhänge zwischen dem circadianen Rhythmus und physischer und kognitiver Leistung zeigen, dass während einer Nachtarbeit besondere Vorkehrungen, insbesondere zur Arbeitssicherheit, getroffen werden müssen. Hier kommt es häufiger zu Fehlleistungen. Es ist daher nicht verwunderlich, dass der Unfall in Tschernobyl am 26. April 1986 sich nachts um 1 Uhr 24 Ortszeit ereignete, ebenso wie die Exxon-Valdez-Katastrophe 1989: Der Öltanker lieft nachts vor der Küste von Alaska auf Grund. Auch die Unfallgefahr durch Sekundenschlaf ist nachts deutlich größer: 2014 starben zwischen 1 und 4 Uhr morgens fünfmal so viele Autofahrer wie zwischen 7 und 10 Uhr.

Auf die physische anaerobe Leistungsfähigkeit hat 24-stündiger Schlafentzug keinen messbaren Einfluss. Als der 17-jährige Amerikaner Randy Gardner 1965 den bis heute gültigen Wachheitsrekord (elf Tage oder 264 Stunden und 12 Minuten) startete, spielte er zu Beginn sogar besser Basketball als sonst. Erst nach Schlafentzug, der länger als 36 Stunden dauert, stellt sich den Untersuchungen zufolge eine Einbuße der anaeroben Leistungsfähigkeit ein.

Den Wissenschaftlern stehen verschiedene Tests zur Bestimmung des Einflusses von Schlafreduktion auf die körperliche Leistungsfähigkeit zur Verfügung. Eine Möglichkeit besteht darin, die Zeit bis zur Erschöpfung («Time to Exhaustion») zu messen. Hier zeigen Studien, dass Probanden mit Schlafentzug weniger weit laufen konnten als die Probanden der Kontrollgruppe. Bedingt durch die Schlafreduktion, wurde die physische Anstrengung als belastend empfunden – trotz

ABBILDUNG 13

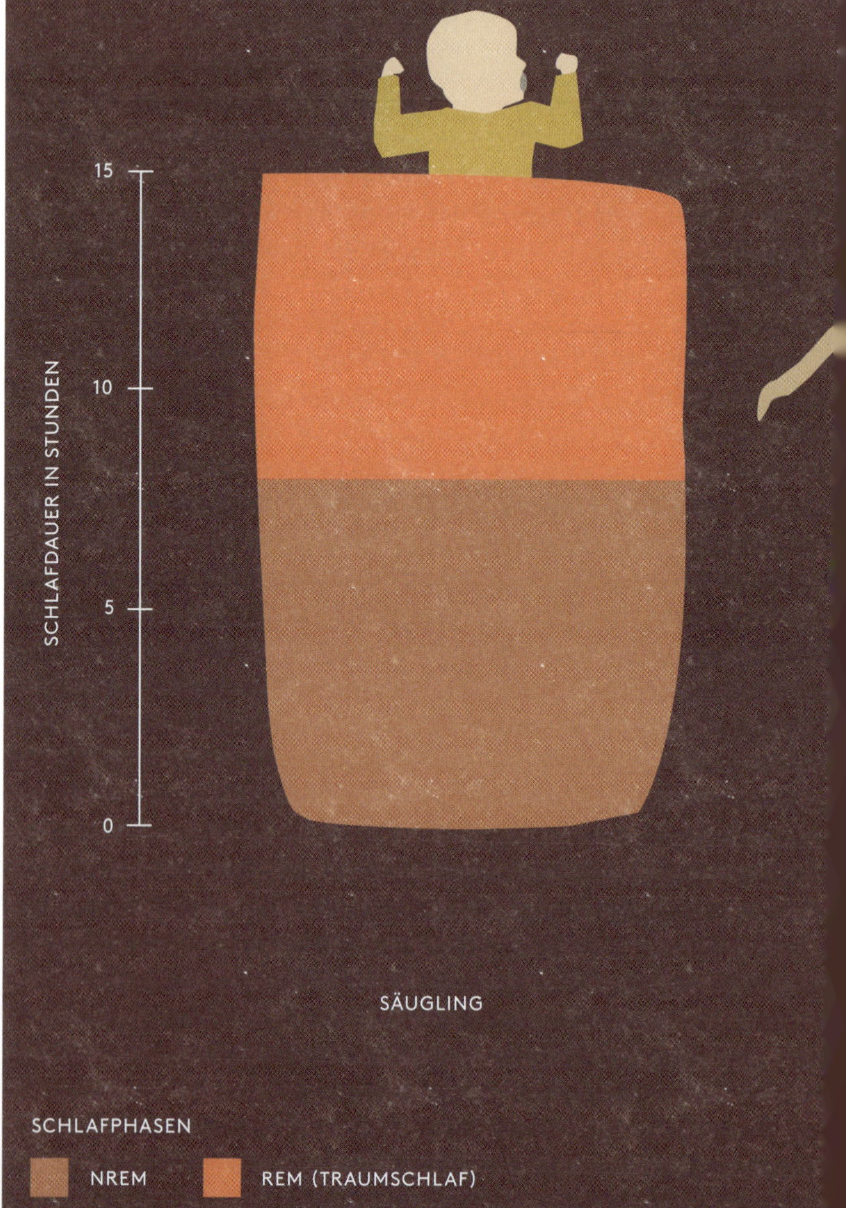

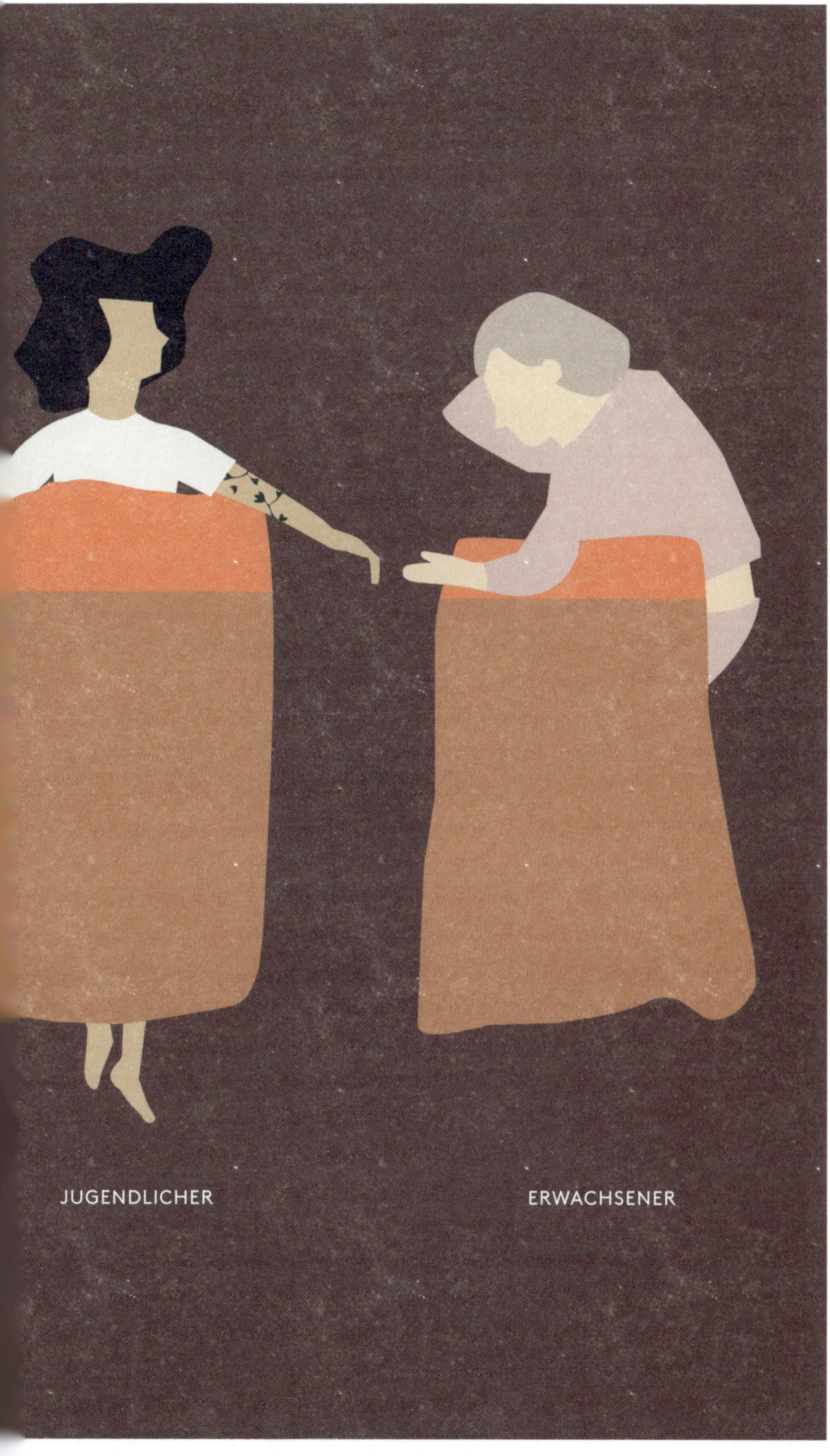
JUGENDLICHER
ERWACHSENER

messbarer geringerer Laufleistung und verminderter Laufgeschwindigkeit im Vergleich zu einem ausgeschlafenen Kontrollkollektiv. Es ist leicht nachvollziehbar, dass Schichtarbeit – vor allem wechselnde Schichten – eine erhebliche Herausforderung für den Menschen darstellt. Die ungewöhnlichen Arbeitszeiten hindern die betroffenen Personen daran, einen normalen Tagesablauf zu führen. Sie werden zudem nicht nur physisch, sondern auch sozial isoliert. Die aus dieser Verschiebung resultierenden Störungen werden unter der Bezeichnung «Shift Work Sleep Disorder» (SWSD) zusammengefasst. Die Patienten klagen typischerweise über Schlaflosigkeit, erhöhte Tagesmüdigkeit und chronische Erschöpfung, wobei die Symptome individuell variieren: Faktoren wie Alter, An- und Abfahrtszeiten zum Arbeitsplatz bei Pendlern oder der Arbeitsablauf an sich können die Belastung für den Einzelnen entscheidend beeinflussen. Ganz zu schweigen von Krankheiten, die ohnehin mit einer Beeinträchtigung des Schlafs einhergehen. Hierzu gehören Atemstörungen während des Schlafes, sogenannte Schlafapnoen, die 2 bis 4 Prozent der Erwachsenen betreffen, oder die seltenere Narkolepsie. Von dieser Erkrankung, die unter anderem durch eine erhöhte Tagesschläfrigkeit, unvermittelte massive Schlafattacken, schlafbezogene Halluzinationen und automatisierte Verhaltensweisen gekennzeichnet ist, sind rund 40 000 Menschen in Deutschland betroffen.

Zu den typischen Beschwerden, die häufiger von Schichtarbeitern als von Nichtschichtarbeitern geäußert werden, zählen vor allem Magen-Darm-Beschwerden. Das kann darauf zurückgeführt werden, dass Schichtarbeiter ihre Essgewohnheiten dem Schichtbetrieb angleichen müssen. Daraus resultieren wiederum Appetitstörungen, Verstopfung oder Bauchschmerzen. Magengeschwüre treten bei Schichtarbeitern doppelt so häufig auf wie in der Normalpopulation. Schließlich weisen Schichtarbeiter einigen Studien zufolge ein signifikant höheres Risiko für die Entstehung von Krebs auf (in anderen Untersuchungen wird dies bezweifelt). Beim Stoffwechsel sind bestimmte Cholesterinwerte, die «Low-Density Lipoproteins», kurz LDL-Proteine, im Blut bei Schichtarbeitern erhöht, was im Zusammenwirken mit anderen Risikofaktoren das Auftreten von Herz-Kreislauf-Erkrankungen begünstigt. Hierzu zählt eine verminderte Glukosetoleranz, die Insulinresistenz, die auch wiederum häufiger bei Schichtarbeitern auftritt.

KULTURELLER SCHLAFENTZUG

Schichtarbeit ist jedoch nur ein Merkmal der modernen Industriegesellschaft, das uns vom Schlafen abhält und dadurch unser Zeitgefühl durcheinanderbringt. Auch die Sommerzeit verstellt die «innere Uhr». Bisher, denn im August 2018 wurden die Bürger Europas befragt, ob sie die jährlich zweimal stattfindenden Zeitumstellungen abschaffen wollten, und wenn ja, ob sie lieber eine Sommerzeit oder eine Winterzeit haben wollten. 4,6 Millionen EU-Bürger – 1 Prozent der Gesamtbevölkerung Europas – entschieden sich für die Abschaffung des Wechsels und die permanente Sommerzeit. Unter den Deutschen war die

Zeitumstellung besonders unbeliebt. Im März 2019 stimmte daraufhin das Europäische Parlament für die Abschaffung der Umstellung zwischen Winter- und Sommerzeit ab dem Jahr 2021. Wie die einzelnen Staaten mit der endgültigen Festsetzung einer Standardzeit umgehen, ist noch nicht entschieden. Die EU-Verkehrskommissarin Violeta Bulc hat sicher recht, wenn sie behauptet, dass sich dies «unmittelbar auf alle in der EU lebenden Menschen auswirken wird». Fragt sich nur, wie umfassend die physiologischen Konsequenzen durchdacht worden sind. Denn wenn es zur permanenten Sommerzeit kommt, ist es zwar abends länger hell, aber dafür morgens länger dunkel. Das bedeutet, dass die physiologische Ausschüttung des Schlafhormons Melatonin am Abend zeitlich später eintritt und damit gleichfalls die Einschlafzeit. Gerade Familien mit jüngeren, schulpflichtigen Kindern werden merken, dass es ihrem Nachwuchs dann noch schwerer fallen wird, morgens aufzustehen. Nicht auszuschließen, dass sich die permanente Umstellung auf Sommerzeit langfristig negativ auf die schulischen Leistungen der Kinder auswirkt. Vielleicht führt sie auch zu einer Zunahme von Stoffwechsel-, Herz-Kreislauf- und psychologischen Erkrankungen wie Diabetes mellitus, Bluthochdruck und vermehrtem Auftreten von Erschöpfungszuständen bis hin zu Depressionen. Also jenen Erkrankungen, die bei Schichtarbeitern häufig zu beobachten sind.

Das moderne Leben geht einher mit unterschiedlichen Formen des freiwilligen Schlafentzugs. Als vor einigen Jahren ein 21-jähriger Deutscher tot in seiner Unterkunft in

London aufgefunden wurde, kam sofort eine Debatte über moderne Arbeitsbedingungen in Gang. Der Student hatte im Zuge seines Praktikums bei der Investmentbank Merrill Lynch offenbar 72 Stunden durchgearbeitet. Als Todesursache stellte sich später zwar ein epileptischer Anfall heraus, doch der Gerichtsmediziner wollte zu Recht einen Zusammenhang zum Schlafmangel ausdrücklich nicht ausschließen. Viele unserer Lebensgewohnheiten stören zunehmend den circadianen Rhythmus des Körpers: Die Arbeit dringt immer weiter in unser Privatleben ein. Wie lesen abends Mails und treiben abends Sport statt in den Morgenstunden, obwohl ausgedehnte Trainingseinheiten nach der Arbeit das Einschlafen erschweren. Das Licht vom Fernseher und Computer- oder Handyscreen stört gerade am Abend den Schlaf-Wach-Rhythmus. Bei vielen liegt das Handy auf dem Nachttisch und weckt uns bei jeder WhatsApp-Nachricht (Abbildung 14). Alkohol stört den Schlaf auch, und Drogenkonsum greift direkt in den circadianen Rhythmus des Körpers ein. Bei einer Studie mit australischen College-Studenten (12 Männern, 12 Frauen) im Alter von 18 bis 21 Jahren konnte mit Hilfe der Polysomnographie, dem umfangreichsten diagnostischen Verfahren, gezeigt werden, dass bereits eine geringfügige Alkoholzufuhr (Alkoholkonzentration in der Ausatmungsluft zu Beginn der Nachtruhe 0,084 Prozent) mit einem vermehrten Auftreten von sogenanntem Slow Wave Sleep einhergeht. Dieser Schlaf ist dadurch gekennzeichnet, dass er die höchste Weckschwelle besitzt, weshalb man diese Phase auch umgangssprachlich als Tiefschlaf bezeichnet. Hieraus lässt sich zwar tatsächlich eine «Schlummertrunkwirkung» des Alkohols ablei-

ABBILDUNG 14

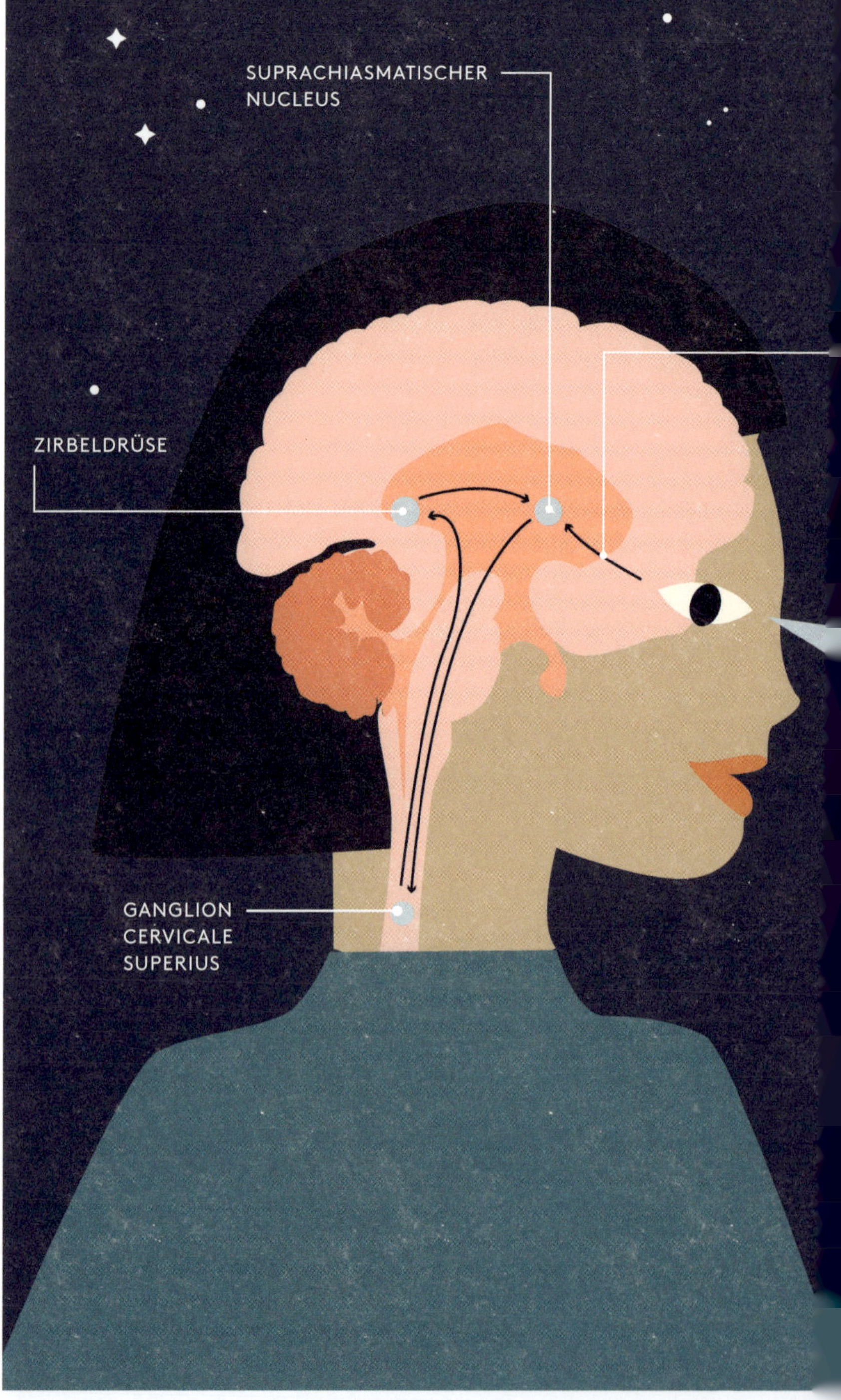

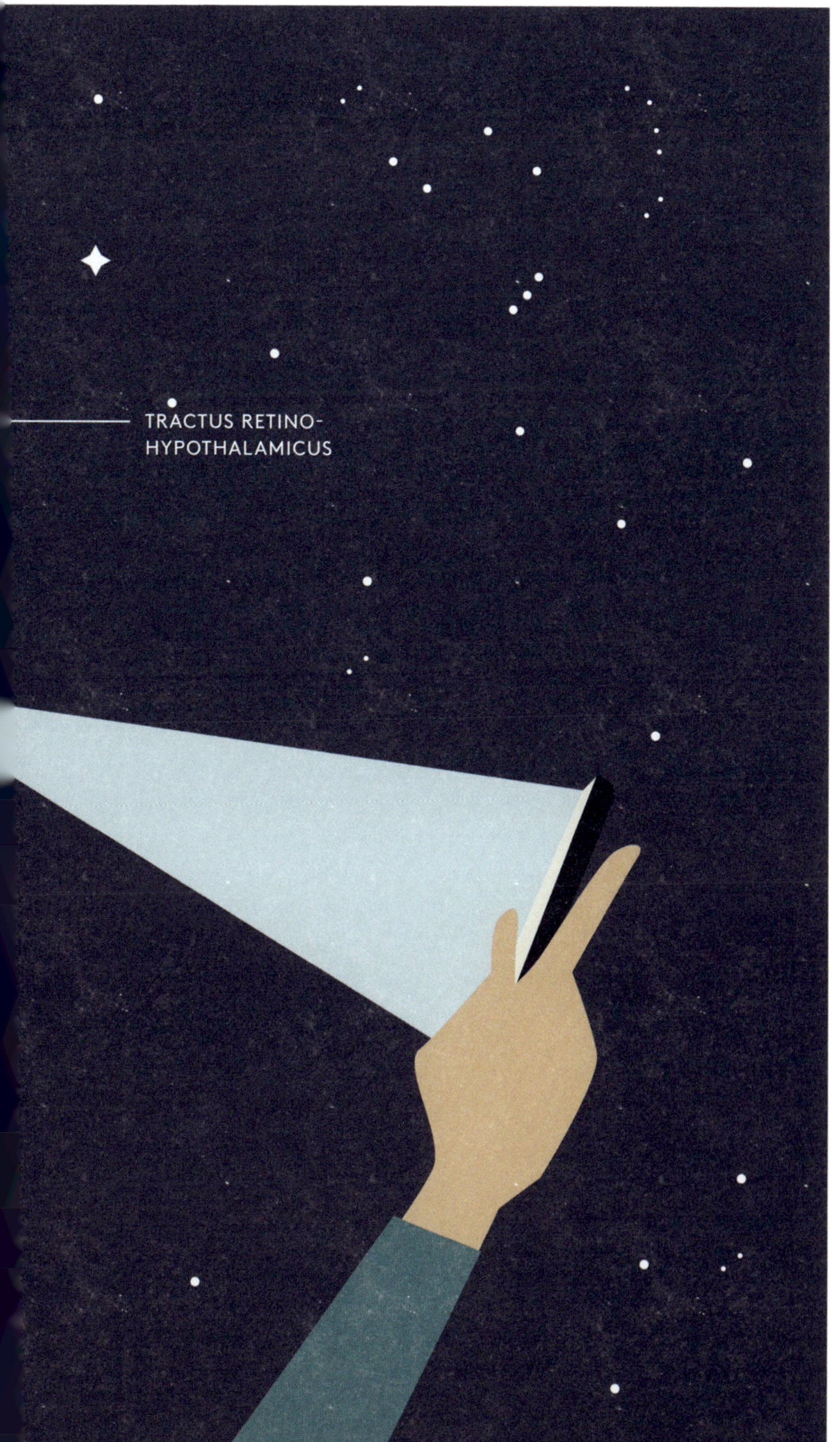
TRACTUS RETINO-
HYPOTHALAMICUS

ten. Aber die Untersuchungen ergaben ferner, dass gleichzeitig die delta- und vor allem die alpha-Wellen-Aktivität im frontalen Bereich des Gehirns zunahm. Das Auftreten dieser Gehirnstromwellen deutet auf einen entspannten Wachzustand hin, der den Tiefschlaf stören dürfte. Wer Alkohol trinkt, schläft vielleicht schneller ein, aber der darauffolgende Schlaf ist weniger erholsam. Diese Ergebnisse sind nicht unbedingt auf ältere Personen zu übertragen, die schon seit längerer Zeit Alkohol konsumieren. Klar ist aber, dass regelmäßiger Alkoholkonsum nicht nur dem allgemeinen Wohlbefinden und der physischen Leistungsfähigkeit schadet, sondern nachweislich zur Beeinträchtigung von kognitiven Funktionen wie dem Lern- oder Erinnerungsvermögen führt. Hiernach ergibt sich, dass Alkohol – und auch andere Alltagsdrogen wie Koffein und Nikotin – nachhaltig den Schlaf und damit die Erholung des Organismus beeinträchtigen.

Gleichzeitig ist es insbesondere in den Großstädten nachts zu hell, zu laut und immer häufiger eben auch zu heiß. Astronomen, Biologen, Mediziner und insbesondere Schlafforscher beklagen seit langem den Verlust der Nacht. In den reichen Industrieländern hat die hohe Bevölkerungsdichte auch eine hohe artifizielle Beleuchtungsdichte zur Folge. In den Großstädten sind ganze Stadtviertel nachts aus verschiedenen Gründen durchgehend beleuchtet. Zwischen 2012 und 2016 hat in den Bundesländern Bayern und Baden-Württemberg nach Auswertung von Satellitendaten die Helligkeit bei Nacht um drei bis vier Prozent zugenommen. In Deutschland gibt es (noch) keine rechtsverbindlichen Grenzwerte für die Verschmutzung durch Licht. Licht gehört aber zu den im Bundesimmissionsgesetz erfassten Immissionen. Das bedeutet, Licht sollte so eingesetzt werden, dass es der Umwelt nicht schaden kann. Trotzdem gibt es keine bundesweiten rechtsverbindlichen Grenzwerte für Licht. Der Gesetzgeber ist sich somit durchaus bewusst, dass viel Licht auch als «Umweltverschmutzung» anzusehen ist, deren Auswirkungen insbesondere in Großstädten und deren Umland beobachtet werden kann: Das «Himmelsglühen» im Umland von Großstädten ist stärker geworden und wirkt bis 80 Kilometer in die Umgebung hinein. Studien legen den Schluss nahe, dass ganze Ökosysteme in Wäldern und Seen durch die zunehmende Lichtverschmutzung negativ beeinträchtigt werden können, zum Beispiel wegen der Auswirkungen auf das Brutverhalten der Vögel oder die Nahrungskreisläufe. Nehmen wir nur einmal das Zooplankton in den vielen Seen um Berlin: Das wandert normalerweise in der Nacht aus den tieferen, sicheren Schichten an die Oberfläche. Ist es auch in der Nacht hell, unterbleibt diese Wanderung. Was das langfristig für Auswirkungen für den Nahrungskreislauf in den Seen zur Folge hat, weiß man noch nicht. Manche Länder, wie Slowenien, haben deshalb bereits vor Jahren Gesetze erlassen, die Grenzwerte für die Lichtverschmutzung festlegen. Für bestimmte, dichtbesiedelte Regionen in Deutschland wäre es wünschenswert, über ähnliche Maßnahmen nachzudenken. Denn zu viel Licht der falschen Wellenlänge zur falschen Tageszeit ist langfristig auf jeden Fall gesundheitsschädlich. So viel weiß die Chronobiologie als relativ junge Wissenschaft schon heute.

Wir benötigen den Schlaf aus evolutionärer Sicht zum Überleben: zur Energiekonservierung, wenn es mal keine Nahrung gab. Schlaf dient zur Wiederherstellung von Körperfunktionen wie Ausgleich von oxidativem Stress, Auffüllung der verschiedenen Energiespeicher im Körper, Reparatur von Membranschäden und Re-Synthese von Überträgerstoffen im Nervensystem, den Neurotransmittern. Schlaf ist entscheidend an der Informationskonsolidierung im Gedächtnis beteiligt, da er die Ausprägung von Nervenverbindungen und Festigung von Gedächtnis-Kreisläufen fördert. Schlafmangel führt umgekehrt zu verminderter Aufmerksamkeit und Gedächtnisfunktion, geringerer körperlicher Leistungsfähigkeit, Zunahme der Häufigkeit verschiedener Krankheitsbilder wie dem metabolischen Syndrom, Herz-Kreislauf- und Krebserkrankungen.

Gleichzeitig leiden 20 Prozent der Bevölkerung in westlichen Nationen unter Schlafmangel. Und gestörter Schlaf führt zur Abnahme der Produktion des Schlafhormons Melatonin, Verlängerung der Einschlafzeit, Verminderung des Anteils des REM-Schlafs, was zu einer Reduzierung der Aufmerksamkeit und des Konzentrationsvermögens am folgenden Tag führt. Darüber hinaus ergaben Studien eine Vervierfachung des Risikos für einen Schlaganfall bei kontinuierlich weniger als sechs Stunden Schlaf; erhöhtes Risiko für Übergewichtigkeit durch vermehrte Produktion von Ghrelin und verminderte Produktion von Leptin (Appetitzunahme); erhöhtes Risiko für Diabetes mellitus durch erhöhte Insulinresistenz; anhaltender Konzentrationsmangel und Tagesmüdigkeit, erhöhtes Risiko für die Ausbildung von Depression und Ängsten, erhöhtes Risiko für Darmkrebs und Brustkrebs sowie eine um das Vierfache erhöhte Sterblichkeit bei Personen, die durchgehend weniger als 6 Stunden pro Tag geschlafen haben.

Was kann man also bei krankhaften Schlafstörungen tun? Die Behandlung besteht zunächst aus einer Verbesserung der Schlafhygiene durch eine ruhige und dunkle Schlafumgebung. Dann kommt eine Behandlung mit Lichttherapie und auch eine zeitlich abgestimmte und ärztlich begleitete Einnahme des Schlafhormons Melatonin in Frage. Die Behandlungsschritte verfolgen das Ziel, Schlafzeit und Müdigkeit mit dem circadianen Aktivitäts- und Ruhemuster wieder in Einklang zu bringen und damit die allgemeine Stimmungslage zu heben. Bei der Lichttherapie werden verschiedene Lichtintensitäten sowie verschiedene Expositionszeiten angewendet. Die Person sitzt dabei in einem Abstand von 80 Zentimetern vor einer Leuchte, die möglichst 10 000 Lux stark sein sollte. Lux ist eine Größe, die die Beleuchtungsstärke beschreibt. (Zur Veranschaulichung einige typische Beleuchtungsstärken, damit diese Größe anschaulicher wird: In einem dunklen Parkhaus etwa haben wir 10 bis 25 Lux, im Wohnraum 50 bis 300 Lux, am Arbeitsplatz 500 bis 1000 Lux und draußen an einem hellen Sonnentag 10 000 bis 40 000 Lux.) Eine solche «Lichtdusche» sollte in der Regel zwischen 7 und 10 Uhr morgens, also nicht zu früh, erfolgen. Bei einer Dosis von 10 000 Lux reicht meistens eine halbe Stunde Lichttherapie am Tag aus.

Das Tragen von Sonnenbrillen kann ebenfalls helfen, eine Einstellung und Justierung der Phasen zu erreichen. Selbst ohne zusätzliche Lichttherapie.

WIE MISST DER KÖRPER ZEIT?

Schlafmangel bringt sehr schnell unsere Orientierung durcheinander, wir verlieren das Gefühl für Zeit und Raum. Schlafmangel stört jene Teile des Gehirns, die für Bewegung, für das Sprechen, Hören und Sehen verantwortlich sind. Jenen Bereich also, der im weitesten Sinne für unser Zeitempfinden zuständig ist.

Wenn wir über Vergangenes nachdenken, über Zeiten, die sehr erlebnisreich waren, in denen sich in relativ kurzer Zeit sehr viel abgespielt hat, dann wird die Zeitspanne als sehr lang empfunden. Im Gegensatz dazu werden Zeitabschnitte, in denen sich Handlungsabläufe immer wieder in ähnlicher Weise vollziehen, subjektiv in der Erinnerung als kürzer empfunden. Die Anzahl der Ereignisse in einer gewissen Zeitspanne steuert somit in Zusammenarbeit mit dem Gedächtnis rückblickend unser Zeitempfinden. Wo aber wird das momentane Zeitempfinden im Bereich für Sekunden, Minuten, Stunden kreiert? Nach neueren hirnphysiologischen Erkenntnissen sind unterschiedliche Strukturen im Hirn in diese Aufgabe eingebunden, wie die Basalganglien, das Kleinhirn, der rechtsseitige Stirnlappen. Eine einzige anatomische Region hierfür gibt es vermutlich nicht. Wichtig für das Zeitempfinden sind offensichtlich permanent einlaufende Signale aus dem eigenen Körper. Fallen diese weg oder sind abgeschwächt, gerät auch das Zeitempfinden durcheinander. Es überrascht somit nicht, dass Scott Kelly, der erste amerikanische Astronaut, der ein ganzes Jahr auf der Raumstation verbracht hat, in seinem Buch *Endurance* berichtet, sein Zeitgefühl habe sich in der Schwerelosigkeit grundlegend geändert. Alles schien viel langsamer abzulaufen. Damit rückt die «Insula» im Gehirn in den Fokus des Interesses zur Erklärung dcs Phänomens der Zeitempfindung. Denn in dieser «Insel» werden die eingehenden Signale aus dem Körperinnern zunächst verarbeitet. Da manche Nervenbahnen direkt aus dem Thalamus kommen, können diese auch bewusst wahrgenommen werden. Dies aber bedeutet, dass das Signal, das im Körperinnern dem Gehirn vermittelt wird, für das Zeitempfinden entscheidend ist, und dies entsteht im neuralen Netzwerk zwischen Thalamus, Basalganglien und anderen Gebieten im Stammhirn. Offensichtlich fällt hierbei dcm Dopamin als Botenstoff zwischen den Strukturen im Gehirn eine besondere Rolle zu, denn Patienten mit einer verminderten zentralnervösen Produktion dieses Stoffes, wie zum Beispiel Parkinson-Patienten, weisen ein gestörtes Zeitempfinden auf. Eine Veränderung der Zeitempfindung wird auch beobachtet, wenn die Körpertemperatur erhöht ist oder stark emotional belastende Situationen durchlebt werden. So führt beispielsweise ein Unfallgeschehen dazu, dass das subjektive Zeitempfinden des Betroffenen gedehnt wird. Weiterhin lässt sich das Zeitempfinden durch Hypnose, intensive Meditation und durch Drogen oder durch die Gabe von Psilocybin, einem Halluzinogen, beeinflussen. Interessanterweise beobachten die Neurophysiologen bei diesen künstlich hervorgerufenen Zuständen nicht nur, dass die Zeit für diese Personen langsamer verläuft, es gar zu einer Art Zeitstillstand kommen kann, sondern dass der Verlust des Zeitgefühls mit dem Verlust des Raumgefühls und des Ich-Gefühls einhergeht.

KAPITEL 6

Schwerkraft

Ich liege auf dem Boden eines Airbus A310. Eine ungewöhnliche Position für einen Passagier. Aber dieser A310 ist auch kein gewöhnliches Passagierflugzeug, und ich bin kein gewöhnlicher Fluggast, sondern Versuchsperson des Deutschen Zentrums für Luft- und Raumfahrt. Bei diesem Flug soll für 20 bis 30 Sekunden Schwerelosigkeit erzeugt werden. Tatsächlich ist der A310 ein fliegendes Labor der besonderen Art: Internationale Forscher aus der Industrie, von verschiedenen europäischen Universitäten und weiteren Forschungsinstitutionen aus den Fachrichtungen Biologie, Physik, Medizin, Materialwissenschaften sind mit an Bord, um Experimente in den kurzen Phasen der Schwerelosigkeit während der Flugparabeln durchzuführen. Manche von ihnen haben seit Jahren auf diesen Tag gewartet, Anträge geschrieben, Sicherheitschecks über sich ergehen lassen, Messkampagnen vorbereitet und im Team unendlich viele Male die Versuchsabläufe durchgespielt. Alle haben ein Sicherheitstraining durch die Crew des A310 erhalten. Die Experten von *Novespace*, der Airline, die diese ungewöhnlichen Flüge durchführt, bereiten die Wissenschaftler und Wissenschaftlerinnen akribisch auf den Parabelflug vor, damit sich in der Schwebephase und beim Übergang zu erhöhter Schwerkraft niemand verletzt. Das schließt die Messstände ein. Wiegt ein Messstand am Boden 300 Kilogramm, können beim Parabelflug Kräfte auf ihn wirken, die durchaus 3- bis 5-mal so groß sind: Ein 1,5 Tonnen schweres Objekt, das sich bei entsprechender Gravitationsbelastung aus seiner Verankerung löst und durch den Fahrgastraum fliegt, wäre ein tödliches Geschoss.

Drei erfahrene Piloten, meist ehemalige Militärpiloten, fliegen den A310, der in einem früheren Leben der «Kanzlerinnenflieger» von Angela Merkel gewesen ist. Jeder Pilot achtet auf eine der drei Achsen im Raum, in dem sich die Maschine bewegt. 31 Parabeln werden nacheinander geflogen, mit ein paar Minuten Pause zwischen den einzelnen Parabeln. Dass das Flugzeug die vorgesehene Flugbahn einhält, ist von lebenswichtiger Bedeutung. Käme es zu einem «Deep Stall», dem weitgehenden Abriss der Luftströmung an den Tragflächen und dem Höhenruder, wäre das Flugzeug nicht mehr manövrierfähig und würde abstürzen.

Der Innenraum ist vollkommen mit weißem Schaumstoff ausgekleidet. Fenster gibt es nur im hinteren Bereich des Flugzeugs, in dem sich normale Sitzreihen befinden. Zum Start und zur Landung müssen alle Personen an Bord dort angeschnallt sitzen. Im mittleren und vorderen Bereich des Airbus sind alle Geräte für die Versuche im Boden verankert. Ist der Airbus in dem Luftraum angekommen, der für diese Schwerelosflüge ausgewiesen ist, können die Experimentatoren zu ihren Messständen gehen. Nach einem Probeflug folgen 30 kontrollierte Abstürze – denn so kann man es nennen, wenn der Airbus im 42-Grad-Winkel in die Tiefe schießt.

In den durchschnittlich 22 Sekunden Schwerelosigkeit während einer Parabel führen die Wissenschaftler Experimente durch und sammeln so Daten für zukünftige Raumfahrtexperimente. Sie können ihre technischen Apparaturen und deren Handhabung in der Schwerelosigkeit testen. Manche alltäglichen Tätigkeiten sind wesentlich schwieriger unter Schwerelosigkeit durchzuführen oder erfordern zumindest weit mehr Zeit als unter terrestrischen Bedingungen. Das beginnt schon beim Öffnen oder Verschrauben von Batteriefächern für Messapparaturen. Parabelflüge werden durchgeführt, weil sie wesentlich schneller und kostengünstiger zu realisieren sind als Versuche auf der Internationalen Raumstation ISS. Dazu kommt, dass der Experimentator das Equipment aus seinem Labor nutzen und problemlos selbst mitfliegen kann – wenn es ihm bekommt, das Parabelfliegen.

Ein Parabelflug ist eine Achterbahnfahrt der besonderen Art. Und wenn jemandem bei der ersten Parabel schlecht wird, hat er hier noch 30 weitere Kurvenflüge vor sich. Daher befinden sich jede Menge Spucktüten mit an Bord. Glücklicherweise kann man sich gegen die schlimmsten Auswirkungen der Übelkeit medikamentös gut schützen: mit Engelstrompeten, genauer gesagt deren Extrakt, eine chemische Verbindung, die zu den Tropan-Alkaloiden zählt. Besser bekannt ist das Engelstrompeten-Extrakt als Scopolamin oder Hyoscin, das sich häufig in Pflastern oder Tabletten gegen Reisekrankheit findet. Teilnehmern von Parabelflügen wird zur Vorbeugung kurz vor Abflug eine erhöhte Dosis intravenös gespritzt. Zu den Nebenwirkungen gehören ein trockener Mund und ein Nachlassen der Sehschärfe, das Medikament beruhigt aber den Magen-Darm-Trakt und hemmt vor allem das Brechzentrum in der Medulla oblongata im Gehirn. Die Engelstrompete ist wie der Stechapfel, das Bilsenkraut, die Tollkirsche oder die Alraune besonders reich an Tropan-Alkaloiden. Zehn fruchtreife Tollkirschen reichen aus, um einen Erwachsenen lebensgefährlich zu vergiften; bei Kindern kann schon der Verzehr von 3 bis 4 Beeren tödlich enden. Eine geringere Anzahl löst bereits starke Wut- und Erregungszustände und auch Halluzinationen aus. Auch K.-o.-Tropfen enthalten diesen Wirkstoff.

Richtig dosiert, ist die Substanz allerdings unsere Rettung. Meine Assistentin fühlt sich ebenfalls gut und überprüft als Versuchsleiterin für unser Experiment nochmals die Lage der Ultraschallsensoren an meinem Kopf und Unterschenkel. Wir befinden uns inzwischen auf 5000 Meter Höhe. Der Pilot kündigt die erste Parabel an. Zunächst steigt der Airbus A310 in einem Winkel von 47 Grad steil auf. Ich werde an den Boden des Innenraums gedrückt. Dann erfolgt vom Piloten das Kommando: «three-two-one-Injection!» Die beim steilen Anstieg laut aufheulenden Triebwerke verstummen nahezu, nur vom Schwung der eigenen Masse folgt der Airbus etwa 10 Sekunden seiner Wurfparabel noch fast einen ganzen Kilometer in die Höhe. Am höchsten Punkt der umgekehrten U-förmigen Parabel kippt die Flugzeugnase nach unten. Die Triebwerke sind immer noch still und wir schwerelos. Nach weiteren 10 Sekunden setzen die Triebwerke ein, und die Maschine wird durch die Piloten abgefangen. In den rund 20 Sekunden Schwerelosigkeit heben sich die Arme ohne mein Zutun. Ich fühle, wie in meinem Körper Flüssigkeit aus den Beinen in Richtung Kopf verlagert wird. Das geht in Sekundenschnelle. Mein Gesicht fühlt sich aufgedunsen an. Meine Assistentin schwebt neben mir und notiert die mit Ultraschall gemessenen Hautschichtdickewerte am Kopf und an den Unterschenkeln. Mein Gefühl trügt nicht: Die Hautschichtdicke nimmt am Unterschenkel um ein paar Millimeter ab und die Dicke der Haut an der Stirn um eine paar Millimeter zu – das ist das bekannte aufgedunsene, faltenfreie Gesicht der Astronauten, das alle im All jünger erscheinen lässt. Ausgelöst wird dieses Phänomen durch die Flüssigkeitsverlagerung entlang der Körperachse von den unteren Extremitäten hin zum Kopf.

Auch an den anderen Messständen schweben die Experimentatoren um ihre Anlagen herum. Manch einer hat seine Füße an der Decke oder vollzieht Saltos in der Schwerelosigkeit. Nach 20 Sekunden ist der Spuk vorbei. Wer den Kommandos der Begleitcrew nicht folgt, landet trotz Polsterung ziemlich unsanft. Denn jetzt geht es steil abwärts, und das bedeutet eine kurzfristige Belastung des Körpers mit 2-g, also doppelter Schwerkraft. Da ist es schon deutlich schwerer, einen Arm zu heben. Und wem nicht übel werden soll, der muss jetzt den Kopf absolut stillhalten. Keine Bewegung, auch nicht mit den Augen. Das hat man uns vor dem Flug 100 Mal mit auf den Weg gegeben. Beim Neigen und Drehen des Kopfes wird das Gleichgewichtsorgan des Menschen im Innenohr stimuliert – in der Schwerelosigkeit aber fehlt plötzlich die Information, wo oben und unten ist. Vom Gleichgewichtsorgan werden zwei lebenswichtige Funktionen erfüllt: Zum einem stabilisiert es die Augenpositionen und damit das Blickfeld des Menschen. Zum anderen dient das Gleichgewichtsorgan der sicheren Körperhaltung. Für Letzteres wird maßgeblich die Schwerkraft als Referenz benutzt. Unter irdischen Bedingungen erfolgt die Kontrolle der Körperpositionen und die Wahl eines adäquaten Bewegungsablaufs durch Bewegungsprogramme und Reflexe, die nahezu unbewusst ablaufen. Im All verliert der Mensch durch die Schwerelosigkeit die entscheidende Bezugs- und Orientierungsgröße Schwerkraft. Spezielle Sinneszellen, die die Lage des Körpers im Raum und dessen Dreh- und Linearbeschleunigungen unter irdischen Bedingungen erfassen können, fallen unter Schwerelosigkeit aus. Gleichzeitig geben die Augen allerdings die Information an das Sehzentrum weiter, dass sich die Lage des Körpers im Raum verändert. Diese widersprüchlichen Eindrücke kann das Gehirn nicht verarbeiten, was einen akuten Brechreiz auslöst.

Genau deshalb ist die Forschung in der Schwerelosigkeit aber ein interessantes Forschungsfeld: Sie lässt uns den Einfluss der Schwerkraft auf zellulärer, Organ- und Systemebene im Organismus untersuchen, etwa Zweck und Funktion des Erbrechens. Denn Brechreiz ist ein evolutionär uralter Reflex. Eventuell ist er entstanden, um giftige Substanzen, die man zu sich genommen hat, wieder loszuwerden. Unsere Vorfahren waren Jäger und Sammler und verzehrten dabei immer wieder giftige Pflanzen. Für den Körper war es besser, sie schnell wieder loszuwerden, denn umso weniger Gift konnte vom Magen-Darm-Trakt ins Blut gelangen. Ein äußerst sinnvoller Reflex also, der sicherlich dem ein oder anderen unserer Vorfahren das Leben gerettet hat.

Unter Tausenden von Bewerbern und Bewerberinnen ausgewählt, medizinisch genauestens durchgecheckt und in schier endlosen Tests bis an die Grenzen der physischen und psychischen Belastbarkeit gebracht, klagen zu Beginn des Raumflugs 50 bis 70 Prozent der Astronauten über Übelkeit. Nach einer Woche Aufenthalt im All haben die meisten Astronauten diese Übelkeit überwunden, weil das Gehirn offensichtlich gelernt hat, die widersprüchlichen Signale neu zu bewerten. Dies spricht für die weitreichende Formbarkeit neuronaler Netzwerke im Gehirn. Im Übrigen wird durch die intensiven Voruntersuchungen im Auswahlverfahren zum Astronauten sichergestellt, dass kein Bewerber mit besonders sensiblen Gleichgewichtsorganfunktionen in die Endauswahl kommt.

Ein Parabelflug kann eine große Belastung sein – aber wie sieht es aus, wenn es richtig in den Orbit geht? Wie wirkt sich Schwerelosigkeit aus, wenn wir zum Mond und in Zukunft über Monate oder Jahre zum Mars fliegen wollen? Wie unterscheiden sich überhaupt Raumfahrtmissionen von anderen Unternehmungen, und welche Auswirkungen haben lange, einsame Expeditionen mit kleinen Crews auf die beteiligten Personen? Das wollen wir uns im Folgenden näher ansehen.

Alles beginnt mit dem Start: Alle Raumfahrer können zurzeit nur mit einer Sojus-Rakete von der Erde in die Erdumlaufbahn kommen. Das bedeutet, sie erfahren für die doch beträchtliche Zeitdauer von etwa 8 Minuten nach dem Start eine 4- bis 5-fache Erdbeschleunigung. Das bedeutet, dass ein 80 Kilogramm schwerer Körper dann Belastungen von 300 bis 400 Kilogramm ausgesetzt ist. Hier gilt es zwischen Masse und Gewichtskraft zu unterscheiden. Landläufig spricht man von dem Gewicht eines Körpers, ohne genau zu unterscheiden, ob man die Masse eines Körpers oder die auf ihn einwirkende Gewichtskraft meint. Physikalisch sind dies aber sehr unterschiedliche Begriffe. Die Masse eines Körpers ist ein Maß dafür, wie stark ein Körper von Gravitationsfeldern beeinflusst wird und wie hoch seine Trägheit ist, wenn diese Masse beschleunigt. Hingegen gibt die Gewichtskraft an, wie stark ein Körper auf einem Himmelskörper, auf dem dieser sich befindet, von ebendiesem Himmelskörper angezogen wird. Die Masse ist also eine spezielle Eigenschaft des Körpers, wohingegen die Gewichtskraft durch einen äußeren Einfluss auf diesen Körper bestimmt wird. Die Masse eines Körpers ist demnach unabhängig vom Ort, während die Schwerkraft von der Schwerebeschleunigung abhängt. Der Mond zum Beispiel hat nur ein Sechstel der Schwerkraft der Erde, ein 100 Kilogramm schwerer Astronaut «wiegt» also dort nur 16 Kilogramm. Seine Muskulatur ist aber auf einen Organismus von 100 Kilogramm zugeschnitten. Deshalb können Astronauten auf der Mondoberfläche trotz schwerer Ausrüstung herumhüpfen. Andererseits: Wird man stark beschleunigt, wie bei einem Raketenaufstieg oder bei dem Wiedereintritt einer Raumkapsel in die Erdatmosphäre, kann ein sonst 10 Kilogramm schwerer Arm plötzlich 40 bis 50 Kilo «wiegen», und Armbewegungen werden dann anstrengend. Astronauten trainieren die Auswirkungen auf unterschiedliche g-Kräfte deshalb vor ihrem Start in großen Humanzentrifugen. Dort werden sie sogar bis zu 8-g-Beschleunigungen ausgesetzt. Haben die Raumfahrer den Start und die 8 Minuten 4- bis 5-g überstanden, beginnt von einem Augenblick auf den anderen die Schwerelosigkeit.

Noch belastender als der Start ist für die Astronauten in der Regel die Rückkehr zur Erde. Normalerweise sollten heute die Beschleunigungen hier bei circa 6-g liegen. Wenn aber, wie schon vorgekommen, nicht der richtige Eintrittswinkel der Kapsel gefunden wird, können Beschleunigungskräfte von über 8-g auf die Astronauten einwirken. Das sind wirklich extreme physiologische Belastungen, insbesondere für das Herz-Kreislauf-System, denn je nachdem, in welcher Lage sich der Körper zur Einwirkung der Schwerkraft befindet, werden die Organe des Körpers unterschiedlich stark durchblutet. Ist zum Beispiel bei einem Flugmanöver der Kopf in Flugrichtung platziert, kommt es zu einer Minderversorgung des Gehirns mit Blut und nach ein paar Sekunden zur Bewusstlosigkeit. Um das zu verhindern, tragen Piloten und Astronauten Druckanzüge. Diese Druckanzüge sollen bei sehr hohen g-Belastungen verhindern, dass das Blut sich in der unteren Körperhälfte, den Beinen, ansammelt. Zusätzlich befinden sich die Astronauten in der Sojus-Kapsel fest verschnürt und in liegender Position entgegen der Flugrichtung.

Bei den Space-Shuttle-Missionen waren die Astronauten beim Start mit 4-g und bei Landung mit circa 2-g relativ geringen Belastungen ausgesetzt. Seitdem die Shuttle-Missionen von den USA im Juli 2011 eingestellt wurden, stehen für bemannte Missionen zur ISS aber nur noch die russischen Sojus-Raketensysteme zur Verfügung

DER SCHWERELOSE KÖRPER

Juri Gagarin war der erste Mensch im All. Das war im April 1961. Bis heute sind ihm über 650 Menschen gefolgt, wobei der Anteil der Frauen nur bei rund 10 Prozent liegt. Addiert ergeben die Flugzeiten eine Dauer von über 100 Jahren. Vor dem Bau der russischen Raumstation MIR waren Langzeitflüge ins All die große Ausnahme. Erst mit der Inbetriebnahme der Internationalen Raumstation ISS hat sich hier der Erfahrungshorizont beträchtlich erweitert. Noch 2003 hatten nur etwa 40 Astronauten Flugerfahrungen von über 6 Monaten. Heute sind die Astronauten durchschnittlich 180 Tage an Bord der ISS, manche bis zu einem Jahr. Den Rekord des längsten kontinuierlichen Aufenthalts hält immer noch der russische Arzt und Kosmonaut Valeri Poljakow mit einem Raumflug von 437 Tagen auf der MIR-Station in den Jahren 1994 und 1995. Aufgrund des politischen Zusammenbruchs der ehemaligen Sowjetunion musste seine Rückkehr von der MIR-Station zur Erde mehrmals verschoben werden.

Wie wir schon wissen, ist ungefähr 60 Prozent der Astronauten in den ersten Tagen im All zunächst übel. Die Space Motion Sickness vergällt den Astronauten zunächst den einzigartigen Aufenthalt auf der ISS. Dieses Gefühl der Übelkeit vergeht, wie gesagt, in der Regel innerhalb der ersten Woche im All. Dafür treten andere Beschwerden vor allem im Bereich der Lendenwirbelsäule auf. Letztere sind auf die Entlastung der Wirbelsäule, den Abbau der Rückenmuskulatur und die Veränderungen an den knorpeligen Bandscheiben zwischen den knöchernen Wirbelkörpern in der Schwerelosigkeit zurückzuführen. Der vermehrte Knochenabbau unter Schwerelosigkeit kann zur Bildung von Nierensteinen führen, die sehr schmerzhafte Koliken auslösen können. Vereinzelt treten Herz-Kreislauf-Erkrankungen wie Herzrhythmusstörungen auf. Die Haut wird unangenehm trocken und rissig. Kratz-, Schürf- und Schnittwunden heilen nur langsam ab. Es wird über Pilzinfektionen und vermehrte Infekte im Hals-, Nasen- und Rachenraum berichtet. Insgesamt ist die Immunitätslage des Körpers geschwächt, was unter anderem auf eine verminderte Produktion von Immunzellen zurückzuführen ist. Woran das liegt, ist bisher unklar. Dies sind nur einige typische Beschwerden im All-Tag.

Schauen wir uns also diese bekannten Veränderungen beim Raumflug im Detail an (Abbildung 15). Das Herz-Kreislauf-System unterliegt raschen Veränderungen. Unter

Schwerelosigkeit kommt es sehr schnell zu einer Flüssigkeitsverlagerung, weil die Flüssigkeiten in den Geweben und Blutgefäßen nichts mehr wiegen. Es fällt also der sogenannte hydrostatische Druck weg. Die Flüssigkeiten verteilen sich gleichmäßig entlang der Körperachse. Auf der Erde ist dies in horizontaler Körperlage der Fall. Stehen wir aufrecht, erhöht sich mit der Flüssigkeitssäule in den Gefäßen der Druck in der unteren Körperhälfte und kann dazu führen, dass man nach langem Stehen geschwollene, dicke Füße bekommt. Die entstehen dadurch, dass Flüssigkeit aus den Blutgefäßen aufgrund des höheren Drucks in das umliegende Gewebe abgepresst wird. In der Schwerelosigkeit werden dagegen 1 bis 2 Liter Flüssigkeit aus der unteren in die obere Hälfte des Körpers verlagert. Der Astronaut erhält sein typisches Aussehen: dicke Backen und dünne Beine (Abbildung 15).

Die Volumenumverteilung hat darüber hinaus zur Folge, dass der Körper vermehrt Flüssigkeit über die Nieren ausscheidet. Das Blutvolumen nimmt bis zu 20 Prozent ab. Da sich das Plasmavolumen so deutlich verringert, steigt auf der anderen Seite der prozentuale Anteil der roten Blutkörperchen, der Erythrozyten. Daraufhin wird offenbar im All die Neubildung von Erythrozyten gestoppt, und frisch produzierte Erythrozyten werden sogar vom Körper selbst zerstört. Hierbei spielt die Ausschüttung des Hormons Erythropoietin, das für die Blutbildung zuständig ist, eine entscheidende Rolle. Wir wissen, dass sich die Blutbildung nach ein paar Wochen auf einem neuen, für die Schwerelosigkeit ausreichenden Niveau einpendelt und sich die

Blutarmut in Grenzen hält. Das ist wichtig, denn rote Blutzellen brauchen wir für den lebenswichtigen Transport von Sauerstoff zu den im Stoffwechsel aktiven Zellen im Körper. Sie haben als gesunder Mensch in der Zeitspanne, in der Sie diesen einen Satz lesen, rund 10 Millionen rote Blutzellen neu produziert und genauso viele mit Hilfe der Milz ausgesondert!

Durch die verminderte Blutbildung ist der Kreislauf von Astronauten nach der Rückkehr zur Erde nicht stabil, es kann sogar zu akuter Bewusstlosigkeit kommen. Einige Wissenschaftler nehmen an, dass es in der Schwerelosigkeit auch zu einem Abbau von Rezeptoren kommt, die die Gefäßweite im Blutkreislauf regulieren. Auch das könnte zur Instabilität des Kreislaufs nach Rückkehr auf die Erde beitragen. Aus diesem Grund werden die Astronauten für die ersten paar Stunden nach der Landung getragen.

Die Veränderungen im Blutvolumen und in der Blutvolumenverteilung im Körper spielen darüber hinaus für die Temperaturregulation in der Schwerelosigkeit eine bedeutende Rolle. Schon in den vorhergehenden Kapiteln war die enge Verzahnung von Herz-Kreislauf-Funktionen mit der Temperaturregulation beim Menschen deutlich geworden. Deshalb ist es naheliegend, dass auch Veränderungen im Wärmehaushalt und der Temperaturregulation des Menschen unter Schwerelosigkeit zu erwarten sind. Unsere Arbeitsgruppe hat vor kurzem Untersuchungsreihen auf der ISS abgeschlossen, die sich speziell mit diesem Thema beschäftigen: Fünf Jahre hat die Datenaufnahme für diese

Messreihen an sieben männlichen und vier weiblichen Astronauten von der NASA und der ESA gedauert. Überraschenderweise zeigte sich, dass während des Langzeitaufenthaltes im All die Ruhewerte der Körperkerntemperatur fast 1 Grad Celsius über den gemessenen Ruhe-Körperkerntemperaturen auf der Erde lagen. Ferner ergaben die Untersuchungen, dass nach einem kurzfristigen Belastungstest auf der ISS die Körperkerntemperaturen bei den Astronauten im All teilweise auf deutlich über 40 Grad Celsius anstiegen und die Körpertemperaturen nach körperlicher Belastung im All länger auf erhöhtem Niveau blieben. Erst 30 Tage nach der Landung kehrte die Körperkerntemperatur der Astronauten auf das Anfangsniveau vor dem Abflug zurück. In diesem Zusammenhang sind ganz neue Untersuchungsergebnisse bei Langzeitastronauten im All interessant: Amerikanische und europäische Wissenschaftler haben unabhängig voneinander herausgefunden, dass es bei mehrmonatigem Aufenthalt unter Schwerelosigkeit zur Ausbildung eines Hirnödems, einer Hirnschwellung, bei Astronauten kommt. Dies ist ein sehr ernstzunehmender medizinischer Befund, der bei künftigen Raumfahrtmissionen sicher in seinen Auswirkungen untersucht werden muss, bevor mehrere Jahre dauernde Flüge ins All durchgeführt werden können. Eine entsprechende Ödembildung bei Space-Shuttle-Astronauten, die nur für ein paar Tage im All waren, konnte nicht beobachtet werden. Die Untersucher gehen davon aus, dass für diese Ödembildung bei Langzeitastronauten ebenfalls die Flüssigkeitsverlagerung entlang der Körperachse in der Schwerelosigkeit verantwortlich ist. Die leicht erhöhte Körpertemperatur könnte ein zusätzlicher Faktor bei der Bildung eines Hirnödems sein. Denn eine Erhöhung der Körpertemperatur steigert auch die Durchlässigkeit der sonst besonders dichten Blutgefäße im Gehirn. In der Folge könnte vermehrt Flüssigkeit aus den Blutgefäßen ins Hirngewebe übertreten und dort verbleiben.

Die mit der Einlagerung von Flüssigkeit im Gehirn verbundene Druckerhöhung im Hirngewebe könnte unter Umständen auch dafür verantwortlich sein, dass die Astronauten nach der Rückkehr aus dem All schlechter sehen können. Ähnliche Befunde ergab auch die vor kurzem abgeschlossene einjährige Mission von Scott Kelly. Vermutlich wird durch den erhöhten Hirndruck der Sehnerv eingeklemmt. Diese Beeinträchtigung hält bei manchen Astronauten noch mehrere Monate nach der Rückkehr aus dem All an.

Auch bei der Arbeitsweise des Gleichgewichtsorgans in Schwerelosigkeit hat die Forschung Unerwartetes zutage gefördert. Das Gleichgewichtsorgan des Menschen liegt im Innenohr. Es besteht aus zwei Hauptkomponenten: drei flüssigkeitsgefüllten Bogengängen, die senkrecht zueinander stehen und deren Sinneszellen Drehungen des Kopfes im Verhältnis zur Umwelt wahrnehmen, sogenannte Dreh- oder Winkelbeschleunigungen. Der andere Teil sind zwei Schläuche mit Sinnesepithelien, die Makulaorgane, die für alle Bewegungen in der Horizontalen und Vertikalen empfindlich sind, die sogenannten Linearbeschleunigungen. Wir erfahren Linearbeschleunigungen, wenn wir uns in gerader Linie mit einem Fahrrad, Auto, Zug, Flugzeug,

ABBILDUNG 15

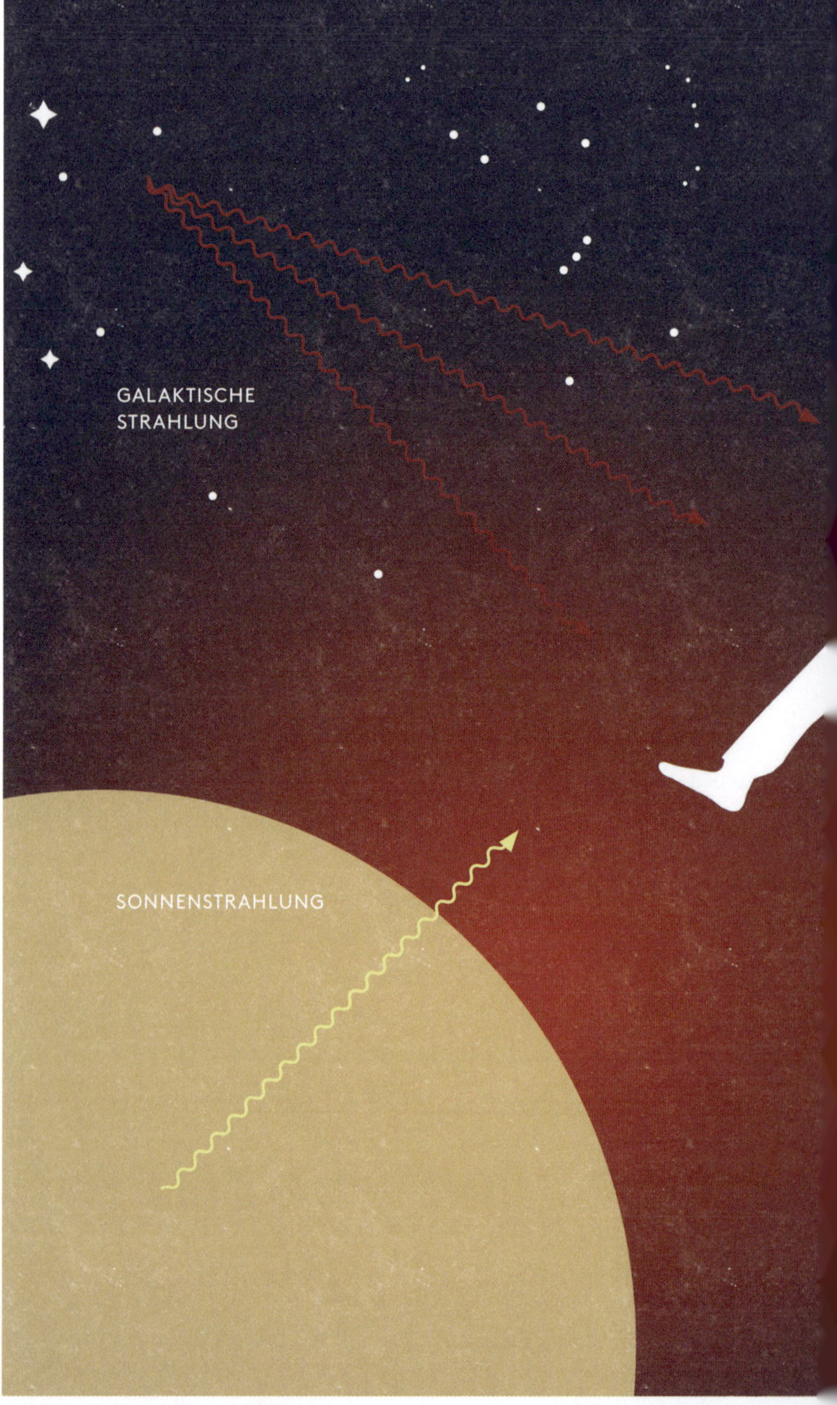

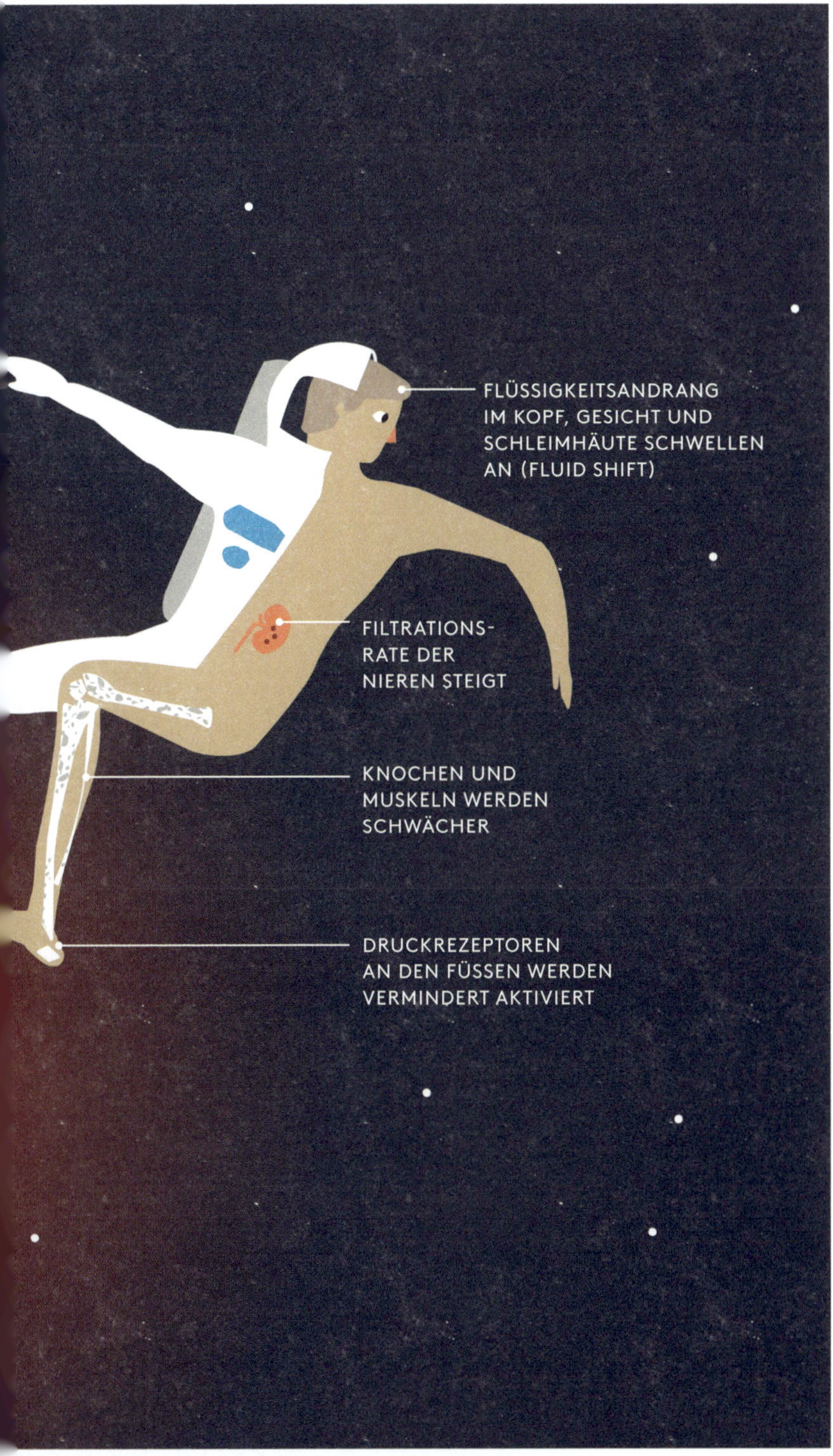
FLÜSSIGKEITSANDRANG IM KOPF, GESICHT UND SCHLEIMHÄUTE SCHWELLEN AN (FLUID SHIFT)
FILTRATIONS-RATE DER NIEREN STEIGT
KNOCHEN UND MUSKELN WERDEN SCHWÄCHER
DRUCKREZEPTOREN AN DEN FÜSSEN WERDEN VERMINDERT AKTIVIERT

Fahrstuhl oder als Astronaut in einer Rakete bewegen. Die zwei Schläuche des Makulaorgans sind gleichfalls senkrecht zueinander angeordnet, der Sacculus reagiert auf vertikale Beschleunigungen und der Utriculus auf horizontale. In beiden Schläuchen befindet sich eine gelartige Substanz, in der Sinneszellen eingelagert sind, und obenauf finden sich noch winzige Kalziumkarbonatkristalle. Kommt es zu einer Beschleunigung, verhalten sich die Materialien unterschiedlich träge, und dies führt zur Wahrnehmung der Bewegung. Sie sind sozusagen die Schwerkraftsensoren in unserem Körper – im Verein mit Sinneszellen, die mechanische Kräfte in Nervenerregungen umwandeln. Diese Mechanorezeptoren sind in den Muskeln, Sehnen und Gelenken sowie Druckrezeptoren in der Haut zu finden. Letztere sind, wie könnte es anders sein, insbesondere in den Fußsohlen zu finden. Gelangt ein Mensch nunmehr in die Schwerelosigkeit, ändert sich eine Vielzahl dieser sensorischen Eindrücke. Das Innenohr hat jetzt kein Referenzsignal mehr in Form der Schwerkraft zur Verfügung. Gleichzeitig ändert sich die Anspannung der Muskulatur und die Stellung der Gelenke zueinander, da die Gliedmaßen kein Gewicht mehr haben. Manche Astronauten berichten, da die Kategorien oben und unten im All keinen Sinn mehr ergeben, dass sie sich dafür entschieden haben, das als «unten» anzusehen, wo die eigenen Füße sind, und «oben», wo der Kopf ist. Diese mentale Hilfe ist wichtig, denn auch für das Gehirn sind die fehlenden Sinneswahrnehmungen, insbesondere in den ersten Tagen, eine echte Herausforderung und führen zur Space Motion Sickness. Die Sinneseindrücke der Augen spielen hier eine entscheidende Rolle. Setzen Sie eine Virtual-Reality-Brille auf und führen Sie einige kurvige Bewegungsabläufe durch: Sie werden schnell merken, wie auch unter diesen Bedingungen das Hirn durcheinanderkommt, weil Ihre Augen Bewegungen sehen, die Beschleunigungen erzeugen müssten, Ihre Mechanorezeptoren in den Muskel- und Gelenken dies aber im Sessel sitzend nicht wahrnehmen können. Umso erstaunlicher, dass schon nach ein paar Tagen das Gehirn der Astronauten in der Lage ist, eine Neubewertung der Sinneseindrücke vorzunehmen und sich neue Referenzsignale zu verschaffen, vermutlich insbesondere optische.

Und auch das Muskel- und Skelettsystem erfährt unter Schwerelosigkeit teils gravierende Veränderungen. Zunächst einmal wird im Weltraum jeder Astronaut 3 bis 6 Zentimeter größer. Durch die Entlastung der Wirbelsäule, das Aufquellen der Bandscheiben und den bei der Ankunft im All unmittelbar eintretenden Abbau der Rückenmuskulatur wird aus der S-förmigen Wirbelsäule eine lange Gerade (Abbildung 16). Große Teile des Stütz- und Halteapparats aus Knochen und Muskeln verlieren im All jegliche Bedeutung. Ein erwachsener, 70 Kilogramm schwerer Mann hat 30 Kilogramm Muskulatur. Davon sind unter irdischen Bedingungen 60 Prozent nur dazu da, um aufrecht zu stehen und sich im Schwerkraftfeld der Erde bewegen zu können – eben Anti-Gravitations-Muskulatur. Diese wird im All nicht gebraucht. Doch auch das übrige Muskelgewebe wird zugunsten von Muskelfasern umgebaut, die vordringlich für kurzzeitige Muskelarbeit geeignet sind: rote, für Ausdauerbelastungen konzipierte Muskelfasertypen wandeln sich in

ABBILDUNG 16

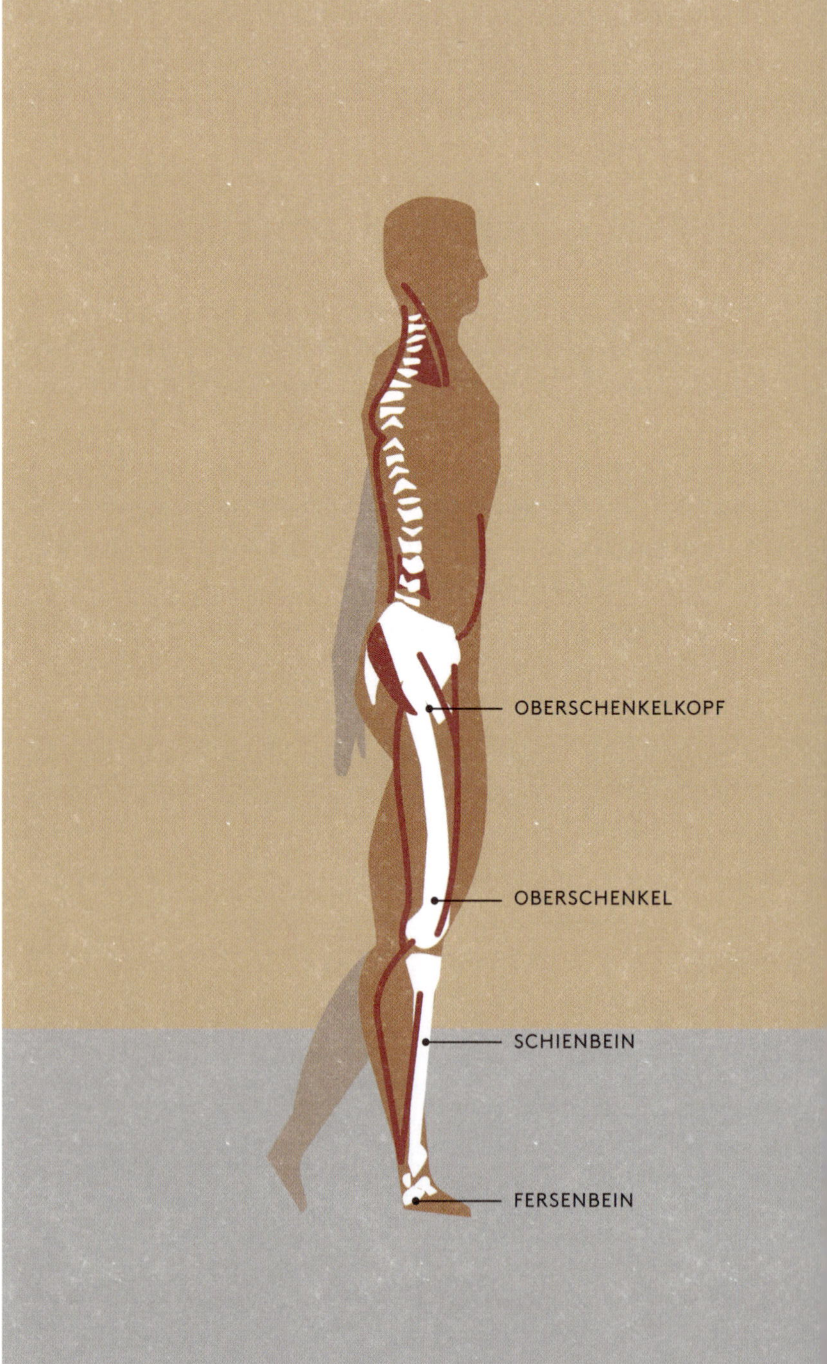

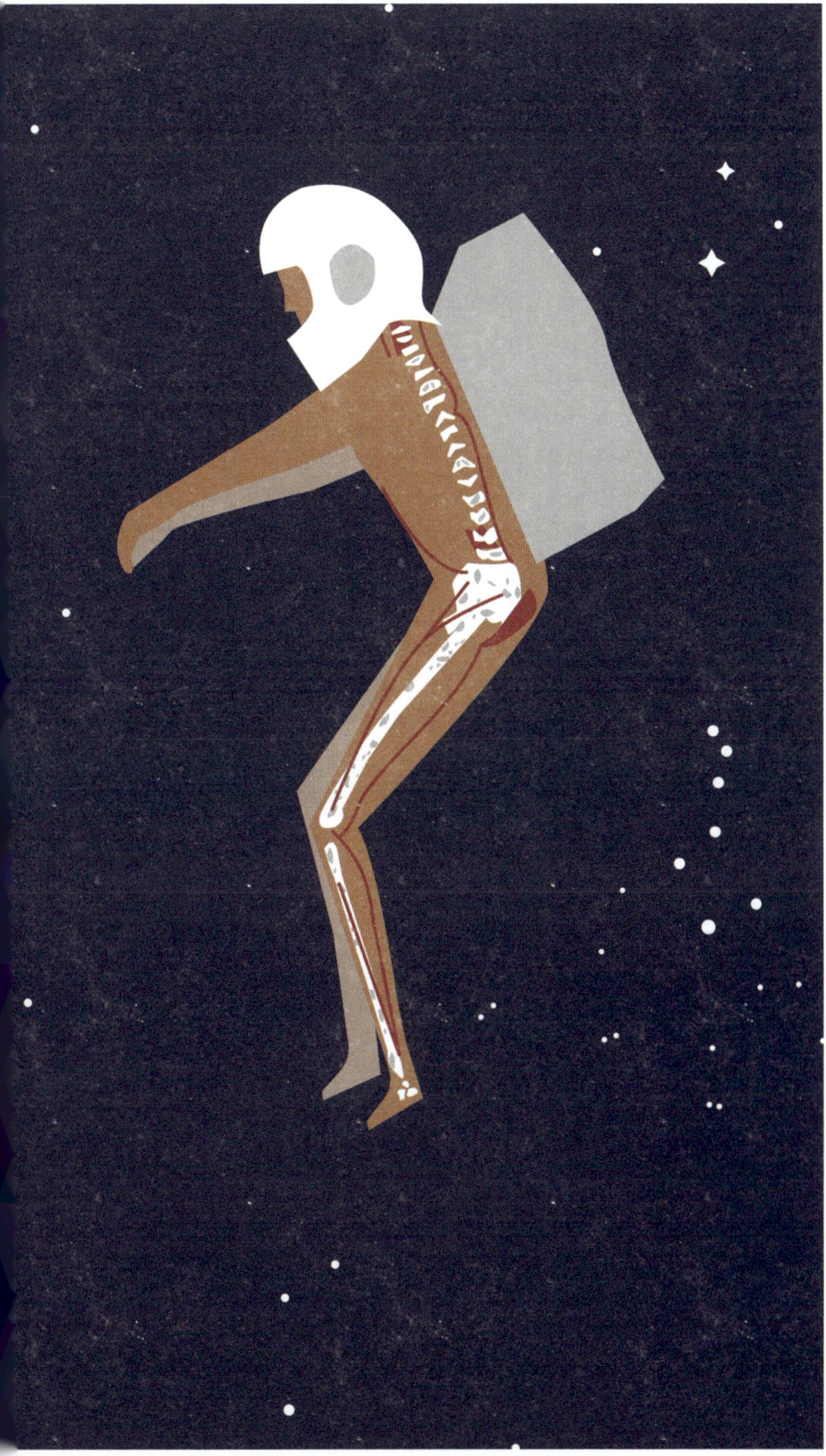

weiße Fasertypen um. Diese können bei Belastung kurzfristig kraftvolle Tätigkeiten ausführen (ein Gewichtheber hat besonders viele weiße Muskelfasern), dieser Muskelfasertyp ermüdet aber schnell. Bei stundenlangen Außenbordeinsätzen kann das zum Problem werden – und das gilt auch für zukünftige Missionen auf anderen Monden oder Planeten, bei denen schwere körperliche Arbeit anfällt. Sowohl die Muskulatur als auch das Skelettsystem benötigen Training, um ihre Struktur aufrechtzuerhalten. Da die mechanischen Alltagsbelastungen wie Treppensteigen oder auch nur Gehen unter den Bedingungen der Schwerelosigkeit wegfallen, sinkt diese Beanspruchung auf ein Minimum. Ohne tägliches Muskeltraining verlieren Astronauten bis zu 20 Prozent ihrer Muskelmasse bei einer kurzen Mission und bis zu 50 Prozent während Langzeitmissionen. Dieser Verlust ist stärker bei den Muskelgruppen, die die Gliedmaßen strecken. Den deutlichsten Abbau weist die Beinmuskulatur auf und trägt zum Bild der «Storchenbeine» beim Astronauten bei. Die Beugemuskulatur ist von dem Muskelabbau weniger betroffen.

Ohne eine adäquate Beanspruchung kommt es außerdem zu einem Ungleichgewicht zwischen Knochenauf- und -abbau. Der gesamte Verlust an Knochenmasse liegt bei durchschnittlich 1 bis 3 Prozent pro Monat. In Arealen mit besonders geringen Belastungen nimmt die Knochendichte um bis zu 10 Prozent ab, zum Beispiel an der Hacke. Der Verlust an Knochenmasse äußert sich in einer hohen Kalziumkonzentration im Urin. Es besteht dann ein erhöhtes Risiko einer Steinbildung in den ableitenden Harnwegen, eine ernste Gefahr für die Gesundheit der Astronauten und den Erfolg einer Mission. Zusammengenommen führt der Verlust an Kraft und Ausdauer der Muskulatur im Verbund mit den Veränderungen im Gleichgewichtsorgan und der Herz-Kreislauf-Funktion zu erheblichen Koordinationsstörungen beim Wiedereintritt in ein Schwerkraftfeld, sei es das der Erde, des Mondes oder des Mars. Um zu beweisen, wie leicht der Körper mit diesen Herausforderungen umgehen kann, bestand Valeri Poljakow nach seiner Landung auf der Erde darauf, selbst zu laufen. Später sagte er in einem Interview, dass aus seiner Sicht eine Reise zum Mars möglich sei: Wenn er nach so langer Zeit in der Schwerelosigkeit gleich wieder laufen könne, so Poljakow, müsse es also auch möglich sein, nach der Ankunft auf dem Mars aufzustehen und auf dem Marsboden zu laufen.

FIT BLEIBEN IM ALL

Weil der/die Astronaut/-in im All mit unterschiedlichen Trainingsgeräten jeden Tag zwei Stunden trainiert und dieses Training ein paar Wochen vor der Rückkehr auf die Erde noch intensiviert, kann durch Trainingseinheiten auf Laufband, Fahrradergometer und durch muskuläres Krafttraining dem Abbau entgegengewirkt werden. Zur Entwicklung dieser Trainingsgeräte waren terrestrische Studien notwendig. Zahlreiche freiwillige Probanden lagen dafür mehrere Wochen, manchmal Monate ohne Unterbrechung im Bett («Bettruhe-Studien») und eventuell auch noch in einem Winkel von minus 6 Grad mit dem Kopf nach unten. Letzteres, um zusätzlich eine Flüssigkeitsverlagerung wie im All entlang der Körperachse zu erzeugen. Die lange Dauer der Studien erklärt sich daher, dass die Prozesse des Muskel- oder Knochenabbaus auf der Erde viel langsamer ablaufen als in der Schwerelosigkeit.

Vorausgegangene Studien hatten gezeigt, dass Herz-Kreislauf-Training auf einem Laufband oder Fahrradergometer den Knochenabbau nicht verhindert. Das lag offensichtlich daran, dass bei dieser Trainingsform die Stimulation zum Knochenaufbau nicht ausreicht. Ein adäquater Reiz zur Stimulation und zum Aufbau von Knochenmasse stellt Verbiegung oder der sogenannte «strain» dar. Deshalb wurden Anfang der neunziger Jahre des vergangenen Jahrhunderts zunehmend Trainingsgeräte wie die Vibrationsplatten entwickelt und auf ihre Wirksamkeit hin in Bettruhe-Studien getestet. Heute sind Trainingsgeräte wie die Vibrationsplatten in Sport- und Fitnessstudios sowie in Reha-Zentren täglich im Einsatz. Es ist weitgehend unbekannt, dass sie ihren Ursprung in der weltraummedizinischen Forschung haben. Neben den sportlichen Trainingsansätzen, um die Muskel- und Knochensubstanz des Astronauten zu erhalten, wurden auch pharmakologische Ansätze getestet, wie die Zufuhr von Aminosäuren zur Stimulation der Proteinsynthese und die Einnahme von Biphosphonaten zur Verringerung des Knochenabbaus.

Heute erscheint eine Kombination aus beiden Ansätzen hilfreich, um den Muskel- und Knochenabbau im All zu verringern. Menschen jenseits des 30. Lebensjahrs verlieren altersbedingt pro Jahrzehnt etwa 5 Prozent ihrer Muskelmasse. Im 80. Lebensjahr verfügen sie über rund 25 Prozent weniger Muskelmasse. Bewegungsmangel verschärft diesen Abbau. Astronauten erleben Ähnliches, nur viel schneller. Bettruhe-Studien können das simulieren und haben gezeigt, dass Probanden nach vier Wochen im Bett einen ähnlich hohen Verlust an Muskelmasse erleiden wie im All – 15 Prozent rasche Abnahme an Muskelmasse innerhalb von 60 Tagen an den unteren Extremitäten und danach deutlich weniger. Bei alten Menschen kann eine halbe Stunde körperliche Ertüchtigung am Tag dem altersbedingten Abbau der Muskelmasse jedoch wirkungsvoll entgegenwirken. Dasselbe gilt für Astronauten im All.

Angenommen, der Astronaut hat den langen interplanetaren Flug gesund hinter sich gebracht, erfolgt nach der Landung auf dem Mars oder auch bei der Rückkehr vom Mars die erneute Anpassung an die unterschiedliche Schwerkraft. Auf der Erde ist es 1-g und auf dem Mars 0,38-g. Die meisten der geschilderten physiologischen Veränderungen unter Schwerelosigkeit gleichen sich in einem ähnlichen Zeitraum, jedenfalls nach Erfahrungen auf der Erde, wieder den irdischen Gegebenheiten an. Es gilt: Die Rückanpassung dauert zeitlich ungefähr so lange, wie der Astronaut im All war. Blut-, Salz-Wasser-Haushalt, das Herz-Kreislauf-System passen sich erstaunlich schnell wieder den alten Herausforderungen an. Ausnahmen machen des Skelett-Muskel-System, das leichte Hirnödem und die verminderte Sehschärfe. Ebenso gelingt es zurzeit noch nicht, die in der Schwerelosigkeit verlorengegangene Knochensubstanz durch Training und Medikamente zu 100 Prozent wiederherzustellen. Der Astronaut behält hier dauerhaft ein Defizit.

Genauso wichtig wie eine gute Fitness ist für Astronauten eine ausgewogene, abwechslungsreiche Ernährung. Nicht zu salzig, das würde den Knochenabbau im All zusätzlich verstärken, aber pikant! Astronauten mögen es scharf gewürzt. Das könnte wiederum an der Flüssigkeitsverlagerung liegen, die die Schleimhäute und das Bindegewebe in Mund, Zunge und dem Rachenraum anschwellen lässt, was vermutlich die Funktion der Geschmacksnerven beeinträchtigt. Heute können die Astronauten aus einer Vielzahl von Speisen und Getränken auswählen, jedoch keine kohlensäurehaltigen, da diese zu spontanem Erbrechen führen können. In der Frühzeit der Raumfahrt war das Essen eher spartanisch. Die Nahrung war in kleinen Tüten gefriergetrocknet eingeschweißt oder als Brei in der Tube abgefüllt. Durch Isolationsstudien und Schilderungen von Überwinterern am Südpol erkannte man, dass nicht nur ernährungsphysiologische Aspekte, wie die aufgenommene Menge an Kalorien und Spurenelementen, sondern auch das Auge eine ganz entscheidende Rolle bei der Nahrungsaufnahme spielen. Für das Wohlbefinden des Einzelnen wie der gesamten Crew ist deshalb ein attraktives Speiseangebot wichtig, denn gutes Essen reizt eine Vielzahl unserer Sinne – visuelle Wahrnehmung, Geruchssinn, Geschmackssinn – und durch gemeinsames Kochen und Speisen auch das Gemeinschaftsgefühl. Aus diesem Grund wird gerade in extremen Umwelten, auch im All, viel Wert auf gemeinsame

Mahlzeiten gelegt. Was den Energiebedarf der Astronauten betrifft, hat sich überraschender Weise gezeigt, dass sich der Kalorienbedarf unter Schwerelosigkeit erstaunlicherweise kaum vom Kalorienbedarf unter irdischen Bedingungen unterscheidet. Die Gründe für diesen physiologisch überraschenden Befund sind noch nicht geklärt. Es könnte an einem veränderten Mikro-Biom im Magen-Darm-Trakt liegen oder unter Umständen an einer veränderten Temperaturregulation unter Schwerelosigkeit.

STRAHLUNG, SCHLAF, PSYCHE

Valeri Poljakows Langzeitaufenthalt auf der MIR war der Beweis, dass der Mensch es durchaus 437 Tage ohne Unterbrechung in der Schwerelosigkeit aushalten kann. Das ist ein längerer Zeitraum, als nach derzeitiger Planung für den Hinflug zum Mars benötigt wird – die Dauer der Mission sollte also kein Problem darstellen. Allerdings unterscheidet sich ein interplanetarer Raumflug ganz wesentlich von einem Aufenthalt unter 1/100 000-g im erdnahen Orbit – und zwar im Hinblick auf die Strahlungsbelastung. Diese ist im interplanetaren Raum erheblich größer als im erdnahen Raum, da das Magnetfeld der Erde eine Vielzahl von Strahlungspartikeln abfängt und umlenkt. Dies ist auch ein Grund, warum die Raumstation ISS eine so eigenwillige Umlaufbahn um unsere Erde hat: Sie versucht, den starken Strahlungsbereichen, bedingt durch Unregelmäßigkeiten im Magnetfeld, auszuweichen. Dieses Magnetfeld bildet für uns auf der Erde einen gewissen Schutz. Doch bei einem interplanetaren Flug von der Erde zum Mars sind Astronauten dem Sonnenwind und damit Strahlungsstürmen aus hochenergetischen Protonen, Elektronen und ionisierten Wasserstoffkernen ausgesetzt. Weder das zeitliche Auftreten, die Dauer, noch die Stärke solcher Bombardements mit Energie lassen sich bisher verlässlich vorhersagen. Die Auswirkungen auf den menschlichen Körper sind gravierend. Bei hoher Strahlungsdosis über einen kurzen Zeitraum können die Astronauten an der Strahlenkrankheit erkranken. Die ist gekennzeichnet durch Symptome wie Übelkeit, Erbrechen, Diarrhö, verminderte Bildung von roten und weißen Blutkörperchen sowie Blutungen, da auch die Bildung von Zellen zur Blutgerinnung im Knochenmark vermindert ist. Wenn die Strahlendosis zu hoch ist, wie bei einigen der Feuerwehrleute in Tschernobyl, führt eine solche Kurzzeitbelastung direkt zum Tod. Langzeiteffekte betreffen die DNA, die durch Strahlenschädigung zu unkontrolliertem Zellwachstum und Krebs führen können.

Würden in einem interplanetaren Raumschiff erhöhte Strahlungsintensitäten gemessen, müssten, so die heutige Vorstellung, die Astronauten einen besonders strahlungsgeschützten Raum aufsuchen und dort so lange bleiben, bis die Strahlungsintensitäten wieder abgenommen haben. Medikamentöse Ansätze zur Lösung dieses Problems gibt es zwar auch, sie sind als Schutz allerdings unzureichend. Andere Möglichkeiten, um die Astronauten vor den Schäden durch kosmische Strahlung zu schützen, hat man noch nicht gefunden.

Neben der Strahlenbelastung sind bei einem Langzeitflug ins All Schlafdefizite durch Schichtarbeit und insbesondere Störungen des circadianen Rhythmus enorme Herausforderungen. Schließlich geht auf der Raumstation ISS an einem Tag 16-mal die Sonne auf und unter. Seit 2015 werden auf der ISS deshalb Leuchtmittel mit einem höheren Blauanteil eingebaut. Wie wir im vorangehenden Kapitel erfahren haben, ist der blaue Farbanteil im Lichtspektrum besonders wichtig für die Ausbildung des circadianen Rhythmus im Körper.

Überraschend sind meine eigenen Untersuchungen zum circadianen Rhythmus der Astronauten bei einem mehrmonatigen Aufenthalt auf der Internationalen Raumstation ISS. Erste Auswertungen zeigen, dass die meisten Astronauten eine erhöhte Körperkerntemperatur von 38 Grad Celsius aufweisen und überraschend ausgeprägte circadiane Rhythmen ihrer Körpertemperaturen: Ein deutlicher Hinweis darauf, dass die Crew keinen freilaufenden Rhythmus im All entwickelt hat und andere Zeitgeber als das blaue Lichtspektrum auf der Raumstation die Rhythmusgebung der Körpertemperatur übernommen haben müssen. Eigentlich wurde unisono unter Raumfahrtmedizinern angenommen, dass hier tiefgreifende Störungen zu erwarten sind, da die Besatzung der ISS eben so viele Sonnenaufgänge und Sonnenuntergänge pro Tag erlebt. Von einem normalen Tag-Nacht-Zyklus, wie auf der Erde, kann im All also nicht die Rede sein. Vielleicht spielt der strikte, auf die Minute durchgeplante tägliche Arbeitsplan hier eine entscheidende Rolle. Manche ISS-Crew-Mitglieder berichten, dass sie den Aufenthalt in der Cupola, dem «Aussichtsfenster» auf der ISS, zeitlich beschränkten, weil sie danach nicht mehr richtig schlafen konnten. Theoretisch könnte es ein, dass das helle blaue Lichtspektrum zu einer Unterdrückung der Melatoninproduktion führt, die nachhaltig den physiologischen Schlaf beeinflussen kann.

Schlafmangel kann auch die psychosozialen Stressfaktoren verstärken. Ihr Einfluss ist nicht zu unterschätzen, denn sie haben Auswirkungen auf die Leistungsfähigkeit, die Gesundheit und auch das allgemeine Wohlbefinden der Astronauten, die Sicherheit, das Gesundheitsmanagement und die Trainingsprogramme. Anscheinend marginale medizinisch-physiologische oder psychologisch-soziale Veränderungen können sich zu missionsgefährdenden Problemen auswachsen, wie wir das schon bei Überwinterungen von Kleingruppen in der Antarktis beobachtet haben: Isolation, Beengtsein, Reizverarmung oder Reizüberflutung, Bewegungsarmut, Abhängigkeit von technischen Systemen und mangelnder Komfort, zum anderen fehlende Privatsphäre, Trennung von der Familie, Stressbewältigung, Gruppendynamik. Der Umgang der Crewmitglieder mit der Monotonie während einer Langzeitmission spielt für den Erfolg oder das Scheitern bei Raumfahrtmissionen eine entscheidende Rolle. Heutzutage hat jeder Astronaut einen kleinen Raum auf der ISS für sich, ungefähr so groß wie eine Telefonzelle, der mit einer Falttür verschlossen werden kann. Zum Schlafen begibt der Astronaut sich in einen kleinen, dünnen Schlafsack und befestigt ihn an der Wand der Zelle. Der Schlafsack wird befestigt, weil die Kabine gut belüftet werden muss, um das ausgeatmete CO_2-Gasgemisch aus der Kabine zu entfernen. Die dafür notwendigen Ventilatoren würden den schwerelosen Astronauten in seinem Schlafsack während des Schlafens wegpusten.

Ganz allgemein gehen russische Wissenschaftler von einer mehrstufigen Anpassungsphase im All aus. Die erste dauert zwei Wochen. In dieser ersten, akuten Phase erfolgen wesentliche Anpassungen des Gleichgewichtsorgans und des Salz-Wasser-Haushalts. Dann folgt eine komplette Anpassung bis zum Ende des dritten Monats im All. Danach engt sich das Interessenspektrum der Astronauten/-innen ein. Es macht sich eine erhöhte Erregbarkeit bemerkbar. Schlafstörungen und Erschöpfungszustände nehmen an Häufigkeit zu. Isolations- und Beengtheitsgefühle treten auf, der private Raum wird zunehmend wichtiger.

Dadurch, dass die Körper schwerelos sind, fallen 40 Prozent der körpereigenen Sinneseindrücke einfach weg, wie zum Beispiel der weitgehende schwerkraftabhängige Informationsverlust zur Stellung und Bewegung von Gelenken, oder Sinneseindrücke aus den Belastungen von Sehnen und der Muskulatur. Das Geschmacksempfinden ist beeinträchtigt. Das enge Zusammenleben erfordert eine stetige, ungeteilte Aufmerksamkeit und Rücksichtnahme gegenüber den Bedürfnissen der anderen. Dies zwingt zu einer Einschränkung der eigenen Bedürfnisse und leistet einem Gefühl der Monotonie Vorschub. Reizverminderung, Reizverarmung oder Deprivation können im ungünstigen Fall zu einem fortschreitenden geistigen Abbau der Astronauten führen

(Abbildung 10). Dieser Entwicklung wird durch geeignete psychologische und soziale Unterstützung vom Boden entgegengewirkt. Im erdnahen Raum ist das noch zu bewerkstelligen; bei planetaren Missionen wie dem Flug zum Mars würde dies aufgrund der langen Übertragungszeiten zunehmend schwieriger, selbst wenn die Datenübertragung mit Lichtgeschwindigkeit erfolgt. Deshalb muss bei Langzeitmissionen ins All auch für das Unterhaltungsprogramm an Bord gesorgt sein. Und schließlich weiß niemand, wie sich das «Out-of-Earth-Syndrome» auswirkt, die Tatsache, dass ein Astronaut die Erde auf dem Weg zum Mars nur noch als kleinen, vielleicht bläulich funkelnden Punkt am schwarzen Firmament wahrnehmen kann. Ziemlich verloren im All könnte er sich fühlen – vermuten Psychologen.

Eine brisante Mixtur von Stressfaktoren erwartet die Raumfahrer. Auch nach jahrelangem Training dürfte dies eine außergewöhnliche Belastung für den Menschen darstellen, die weit über seinen irdischen Erfahrungshorizont hinausgeht. Das wird ihn fordern, hier und dort auch überfordern. Auf alle Fälle gehören die dabei gemachten Beobachtungen, Erfahrungen und Erkenntnisse zu den interessantesten Aspekten, die die bemannte Raumfahrt zu bieten hat.

Im Bild *Raumfahrt* von Paul Klee blickt man scheinbar aus einem Fenster mit zur Seite geschobenem Vorhang ins All, in dem sich bunte, vogelähnliche Raumschiffe tummeln. Der Betrachter hat es sich offenbar in einem Wohnzimmer gemütlich gemacht. In zukünftigen Raumstationen und Habitaten werden Architekten und Innendesigner ebenfalls darauf achten müssen, in dieser hochtechnisierten Umwelt für Ruhe und Wohnlichkeit zu sorgen, um Monotonie und depressiven Stimmungen entgegenwirken. Es werden darüber hinaus thermische, akustische und andere visuelle Angebote an Bord oder soziale, gruppendynamische Aktivitäten benötigt. Zu guter Letzt, nach erfolgreicher Mission und wenn die Astronauten wieder zurück auf der Erde sind, sollten sie weiterhin intensive psychophysiologische und medizinische Betreuung erhalten. Schließlich müssen sich die Astronauten an die hiesige Umwelt einschließlich ihres sozialen Umfeldes erst wieder gewöhnen und vor typischen Krankheiten wie dem sogenannten «Submariner's Wife Syndrome» geschützt werden: Bei U-Boot-Mannschaften wurde beobachtet, dass nach der Rückkehr die psychischen und sozialen Probleme in ihren Familien deutlich zunahmen. Die Familien an Land hatten sich über die Wochen und Monate mit der Abwesenheit der Männer arrangiert, und die Rückkehrer hatten Schwierigkeiten, sich in der nun veränderten Familiensituation zurechtzufinden. Die bisherigen Erfahrungen legen den Schluss nahe, dass die physiologische Wiedereingewöhnung zeitlich ähnlich lang wie der vorangehende Aufenthalt im All dauert. Doch die Verarbeitung der einzigartigen Eindrücke und Erlebnisse einer planetaren Mission bedarf ebenso psychologischer, psychotherapeutischer Betreuung wie dies bei einzelnen Apollo-Astronauten der Fall gewesen ist.

Vielleicht wäre es das Beste, man würde die Crew auf dem Hin- und Rückflug zum Mars in einen tiefen Schlaf versetzen. Dadurch wäre der Ressourcenverbrauch viel niedriger. Denn selbst wenn wir Wasser und Sonstiges an Bord des Raumschiffs geschickt recyceln, müssen für eine sechsköpfige Mannschaft immer noch viele Lebensmittel und viel Material ins All befördert werden. So könnte das Team ausgeruht ankommen, müsste sich nicht langweilen, und wenn das Raumschiff dazu durch Rotation ein eigenes Schwerkraftfeld ausbilden würde, müsste die Crew auch nicht täglich zwei Stunden trainieren.

Doch das ist noch Zukunftsmusik.

EPILOG

10 Prozent der Weltbevölkerung – 800 Millionen Menschen – leiden Hunger. 20 000 Menschen sterben täglich an den Folgen von Hunger, alle zehn Sekunden ein Kind unter fünf Jahren. Eine Kleinstadt täglich. Allein die unzureichende Versorgung eines Großteils der Weltbevölkerung mit Lebensmitteln macht deutlich, dass die Menschheit an ihre Grenzen stößt. Klimawandel, Hunger, Migration und die sich daraus ergebenden Konflikte werden die beherrschenden politischen Themen des 21. Jahrhunderts sein – auch und insbesondere weil diese Probleme auf das engste miteinander verknüpft sind: Wir werden mehr, und unser Lebensraum wird kleiner.

Wie sieht die Zukunft aus? Der Mensch wird in noch extremere Umwelten vordringen, und diese werden weiter auf ihn zukommen. Der menschliche Körper ist ein außerordentlich formbares Gebilde, leistungsfähig, belastbar, anpassungsfähig; aber gerade wenn es um die Temperatur, den Flüssigkeitshaushalt und den Schlaf geht, sind der menschlichen Physiologie sehr enge Grenzen gesetzt; werden diese überschritten, nimmt die Leistungsfähigkeit rapide ab. Es ist also kein Wunder, dass in vielen gesellschaftlichen Bereichen an der Auswechslung des Körpers gearbeitet wird: Ein Mensch wird beim Fahren auf vollen Autobahnen müde und unaufmerksam – und deshalb arbeitet die Industrie am fahrerlosen Auto. Für einige der Bedingungen, unter denen wir leben und arbeiten, wird der menschliche Körper nur noch die zweitbeste Lösung darstellen. An heißen Arbeitsplätzen im Bergbau, der Stahlindustrie, in Wäschereien ist das schon heute der Fall, dort versucht man, die körperliche Belastung durch technische Unterstützung so gering wie möglich zu halten. Gleichzeitig lässt sich die Wirklichkeit längst in einer interaktiven virtuellen Umgebung wahrnehmen. Und selbst Sex ist heute durch die Entwicklung von hyperrealistischen Sexrobotern ohne körperliche Nähe zweier Menschen denkbar. Für die Zukunft heißt das: Sie wird körperloser sein.

In Zukunft wird es vermehrt auf die Interaktion zwischen Mensch und Maschine ankommen unter sicherlich stetig steigender Nutzung Künstlicher Intelligenz (KI). Die Steuerung von Arbeitsabläufen wird weiter automatisiert werden, und dem Menschen wird dabei eine reine Kontrollfunktion zufallen. Selbstlernende KI-Systeme werden Optimierungsvorschläge erarbeiten, die Menschen dann auf ihre ethischen, moralischen und sozialen Implikationen hin bewerten müssen.

Für die Physiologie bedeutet das: Durch KI werden wir in der Lage sein, in einem bisher nie da gewesenen Maß simultan Daten aufzeichnen und zeitgleich auswerten zu können; was wiederum eine besonders qualifizierte Verschlüsselung der sensiblen persönlichen Daten erfordert. Für die Erfassung befinden sich hierzu nichtinvasive Messfühler am Körper und in der Bekleidung. Die Auswertung und letztlich die Beurteilung des physiologischen und psychologischen Zustandes eines Menschen unter Einbeziehung aller notwendigen Umweltdaten erfolgt über individualisierte Algorithmen und mit Hilfe von integriertem maschinellem Lernen. Diese so gewonnenen Algorithmen werden kontinuierlich durch Abgleich der Daten mit einer persönlichen, speziell gesicherten Datenbank aktualisiert. Über die Zeit entsteht so ein «Digital Twin» in einer Cloud. Das KI-System wird vermutlich dann auch über ausgewiesene dem Alter, Geschlecht und der Aufgabe angemessene Kommunikationsfähigkeiten verfügen. Kommt es zu schwerwiegenden Änderungen der physiologisch-medizinischen Leistungs- oder Umweltparameter, kann die Künstliche Intelligenz geeignete Maßnahmen treffen: einen Menschen zum Beispiel, dessen Herz nicht mehr richtig pumpt, selbst informieren und ihm Verhaltensanweisungen erteilen oder auch andere Personen alarmieren. Vielleicht können durch derartige fortschrittliche, intelligente und weitgehend autonome Systeme dann Auswirkungen verheerender Hitzewellen auf die Bevölkerung vermieden werden. Für die Polizei oder Feuerwehr sinkt die Gefahr von körperlicher Überlastung durch entsprechende Monitoring-Systeme, die heute schon in der Raumfahrt bei Astronauten ihre Anwendung finden. Der Einsatz derartiger Systeme in anderen Gesundheitsbereichen liegt auf der Hand. So sammeln schon heute viele über ihre Fitness-Tracker Daten zur eigenen Fitness und Gesundheit: Künstliche Intelligenz wird die Möglichkeiten körperlicher Selbstoptimierung und Diagnostik vervielfachen.

Wenn auch die Erfassung physiologischer Parameter mit Künstlicher Intelligenz beeindruckende Fortschritte gemacht hat, kommt KI und Robotik schnell an seine Grenzen, wenn es um den Tastsinn oder die notwendige Feinfühligkeit von robotischen Systemen geht. Also Fähigkeiten, durch die unsere Hände als Werkzeuge so extrem vielseitig sind. Ähnlich begrenzt zeigt sich KI bei der Analyse und Bewertung emotionaler Komponenten wie Gestik, Gesichtsausdruck oder Stimme. Hier steht Künstliche Intelligenz noch relativ am Anfang, oder auch: Hier ist sie dem Körper unterlegen.

Der Mensch ist physiologisch aufgrund seiner Entwicklungsgeschichte in vielen Dingen unvollkommen: Der aufrechte Gang ist energetisch zwar sehr sinnvoll, führt aber aufgrund der höheren hydrostatischen Belastung des Gefäßsystems unter Umständen zur Bildung von Krampfadern. Die vertikale Belastung der Wirbelsäule geht mit degenerativen Erkrankungen im Bandscheibenbereich einher. Und das Fußgewölbe hält bei vielen Menschen nicht den Druckbelastungen stand und verflacht, was entsprechende Beschwerden in den Füßen zur Folge hat. Aber die Unvollkommenheiten wurden und werden in der Entwicklungsgeschichte des Menschen durch seine intellektuellen und gerade auch manuellen Fähigkeiten kompensiert. Die Kombination dieser Fähigkeiten mit Künstlicher Intelligenz wird in Zukunft Auswirkungen auf das Leben eines jeden

Einzelnen haben: Monotone Arbeitsabläufe in der Industrie werden, was längst begonnen hat, durch von KI gesteuerte Systeme ersetzt; im Gesundheitsbereich wird KI Ärzten und Pflegern bei Diagnose, Aktenführung oder auch nur Terminvereinbarungen unterstützend zur Seite stehen; und KI-Technologie wird unter Umständen sogar Isolations- und Einsamkeitsgefühle kompensieren können. Für viele Ältere, die sonst kaum unter Menschen kommen, dürfte Alexa, die sprachbasierte Internet-Assistentin von Amazon, schon heute ein wichtiger Gesprächspartner sein. Soziale Isolation stellt schließlich, wie wir gesehen haben, eine direkte körperliche Belastung dar.

Ganz sicher werden einige extreme Umwelten auf der Erde wie die Tiefsee, extreme Höhen oder das All auch in Zukunft für uns nur mit Robotern, Tauchbooten, Ballonen, Flugzeugen oder Raketen erreichbar sein. Es gelingt uns, mit technischen Hilfsmitteln in die äußersten Winkel unseres Planeten vorzudringen und darüber hinaus. Wir haben Siedlungen auf allen Kontinenten errichtet, einschließlich der Antarktis, und es ist uns gelungen, eine Wohneinheit für sechs Menschen in der Erdumlaufbahn zu bauen und in naher Zukunft vielleicht sogar für ein paar Astronauten ein *Moon Village* auf dem Mond. Aber ein solches Abenteuer wird umfängliche technologische Herausforderungen mit sich bringen und uns nochmals vor Augen führen, wie einzigartig die Erde – noch – ist. Denn: Der natürliche Lebensraum für den Menschen und höhere Organismen ist schon heute erschreckend knapp bemessen. Machen wir uns klar: In der Höhe beschränkt sich der ideale natürliche Lebensraum auf gerade einmal 1000 Meter. Hier sind Temperatur, Druck, Nahrungsquellen weitgehend verfügbar – obgleich auch dieser Raum zunehmend durch die Ausdehnung der Wüsten schrumpft. Vermutlich 99,99 Prozent aller höheren Organismen, die auf unserem Planeten leben (und je gelebt haben), befinden sich in diesem Lebensraum: 200 Meter unter Wasser und 800 Meter darüber. Wie klein dieser Bereich ist, lässt sich leicht veranschaulichen, wenn man die 1000 Meter in den Alltag überträgt: Man kommt gerade zum Bäcker, zum Kiosk, zur nächsten Bushaltestelle oder Kita. Etwas ähnlich Passendes wie die Erde für uns im All zu finden dürfte schwierig werden. Wenn es einen solchen Ort überhaupt gibt, ist er vermutlich mindestens 50 Billionen Kilometer entfernt.

Wir sollten also verhindern, dass der menschliche Körper auf der Erde zu einem Fremdkörper wird. Nach dem heutigen Stand der Wissenschaft haben wir keine echte Alternative zum Leben auf dem Blauen Planeten. Das verpflichtet uns. Wir sollten klug sein und uns entsprechend verhalten.

QUELLEN UND LITERATURHINWEISE

Adli, Mazda. *Stress and the city: Warum Städte uns krank machen*. München, 2017.

Adolph, Edward F. *Physiology of man in the desert*. New York, 1947.

Ashcroft, Frances. *Life at the Extremes: The science of survival*. Berkeley, 2000.

Astrand, Per-Olof und Kaare Rodahl. *Textbook of work physiology*. New York, 1970.

Auerbach, Paul S. *Wilderness medicine*. Philadelphia, 2007.

Bennet, Glin. *Beyond endurance: Survival at the Extremes*. London, 1982.

Berger, Markus. *Stechapfel und Engelstrompete – ein halluzinogenes Schwesternpaar*. Solothurn, 2003.

Bonting, Sjoerd L. (Hrsg.). *Advances in space biology and medicine*. Vol. 5. Greenwich, 1996.

Bühlmann, Albert A. *Decompression: Decompression sickness*. Berlin, 1984.

Bulc, Violeta. «Ende der Zeitumstellung macht das Leben für alle leichter». In: *Morgenpost* 6.6.2019 (https://www.morgenpost.de/politik/article225954787/Ende-der-Zeitumstellung-macht-das-Leben-fuer-alle-leichter.html)

Burney, Christopher. *Einzelhaft*. Gütersloh, 1965.

Cacioppo, John T. und William Patrick. *Einsamkeit: Woher sie kommt, was sie bewirkt, wie man ihr entrinnt*. Heidelberg, 2011.

Cheung, Stephen S. *Advanced environmental exercise physiology*. Champaign, 2010.

Cicero. *De officiis. Vom pflichtgemäßen Handeln*. Stuttgart, 1978.

Clegg, Brian. *The universe inside you*. London, 2012.

Clément, Gilles. *Fundamentals of space medicine*. Dordrecht, 2005.

Coffee, Gerald. *Beyond survival: Building on the hard times – a POW's inspiring story*. Aiea, 2013.

Coffey, Maria. *Extrem: Glück und Gefahr des Bergsteigens*. München, 2006.

Comet, Bernard. «Limiting factors for human health and performance: microgravity and reduced gravity.» In: *Study on the survivability and adaptation of humans to long-duration interplanetary and planetary environments* = Humex-TN 002 (2001).

Davenport, John. *Environmental stress and behavioural adaptation*. London / Sydney, 1985.

Diamond, Jared. *Kollaps: Warum Gesellschaften überleben oder untergehen*. Frankfurt am Main, 2014.

Easterbrook, Gregg. *The progress paradox: How life gets better while people feel worse*. New York, 2003.

Edholm, Otto Gustaf. *Man – Hot and cold*. London, 1978.

Fietze, Ingo. *Die übermüdete Gesellschaft. Wie Schlafmangel uns alle krank macht*. Reinbek 2018.

Flach, Frederic. *Resilience: Discovering a new strength at times of stress*. New York, 1988.

Forgas, Joseph P., Martie G. Haselton und William von Hippel (Hrsg.). *Evolution and the social mind: Evolutionary psychology and social cognition*. New York, 2007.

Frankl, Viktor E. *Trotzdem Ja zum Leben sagen. Ein Psychologe erlebt das Konzentrationslager*. München, 2016.

Freeman, Marsha. *Hin zu neuen Welten: Die Geschichten der deutschen Raumfahrtpioniere*. Wiesbaden, 1995.

Ganten, Detlev, Thilo Spahl und Thomas Deichmann. *Die Steinzeit steckt uns in den Knochen: Gesundheit als Erbe der Evolution*. München, 2009.

Ghiglieri, Michael P. und Thomas M. Myers. *Over the edge: Death in Grand Canyon*. Flagstaff, 2012.

Gisolfi, Carl V. und Francisco Mora. *The hot brain: Survival, temperature, and the human body*. Cambridge, Massachusetts, 2000.

Golden, Frank und Michael Tipton. *Essentials of sea survival.* Champaign, 2002.

Gonzales, Laurence. *Deep survival: Who lives, who dies, and why.* New York, 2017.

Gunga, Hanns-Christian, Victoria Weller von Ahlefeld, Hans-Joachim Appell Coriolano, Andreas Werner und Uwe Hoffman. *Cardiovascular system, red blood cells and oxygen transport in space.* Berlin, 2016.

Gunga, Hanns-Christian. *Human physiology in extreme environments.* New York, 2014.

Gunga, Hanns-Christian. *Nathan Zuntz. His life and work in the fields of high altitude physiology and aviation medicine.* New York, 2009.

Haber, Heinz. *Eiskeller oder Treibhaus.* Berlin, 1992.

Haber, Heinz. *Unser blauer Planet.* Reinbek, 1967.

Hardy, Richard N. *Temperature and animal life.* London, 1979.

Hinghofer-Szalkay, Helmut und David Moore. «Some comments on biological aspects of life support systems.» In: Moore, David, Peter Bie und Heinz Oser (Hrsg.). *Biological and medical research in space.* Heidelberg, 1996.

Hochachka, Peter W. und George N. Somero. *Biochemical adaptation.* Princeton, 1984.

Hunt, Linda. *Secret agenda. The United States Government, Nazi Scientists, and Project Paperclip 1945–1990.* New York, 1991.

Hyatt, Carole und Linda Gottlieb. *When smart people fail.* New York, 1987.

Jessen, Claus. *Temperature regulation in humans and other mammals.* Berlin/Heidelberg, 2001.

Kamler, Kenneth. *Extreme survival: A doctor explores the limits of human endurance.* London, 2004.

Kanas, Nick. *Humans in space. The psychological hurdles.* Cham, 2015.

Kingdon, Jonathan. *Lowly origin: Where, when and why our ancestors stood up.* Princeton, 2004.

Kleiber, Max. *The fire of life: An introduction to animal energetics.* New York, 1961.

Klinger, David. *Into the kill zone.* San Francisco, 2004.

Klingmann, Christoph und Kay Tetzlaff. *Moderne Tauchmedizin*. Stuttgart, 2007.
Kolditz, Thomas. *In extremis leadership: Leading as if your life depended on it*. Hoboken, 2007.
Krause, Rolfdieter und Rainer Stange (Hrsg.). *Lichttherapie*. Berlin, 2012.

Lehmann, Curt, et al. *Untersuchungen an zwei hungernden Menschen. Archiv für pathologische Anatomie und Physiologie und für klinische Medicin* 131 (Suppl.). Berlin, 1893.
Leslie, Edward E. *Desperate journeys, abandoned souls. True Stories of Castaways and Other Survivors*. New York, 1988.

Maddi, Salvatore R. und Deborah Koshaba. *How to succeed no matter what life throws at you*. New York, 2005.
Manzey, Dieter. «Limiting factors for human health and performance: Psychological issues.» In: *Humex-TN* 002 (2001), 1–45.
McClendon, Dennis E. *Lady Be Good. Mystery Bomber of World War II*. New York, 1982.
Messerschmid, Ernst und Reinhold Bertrand. *Space Stations. Systems and utilization*. Heidelberg/Berlin, 1999.
Milan, Frederick A. *The human biology of circumpolar populations*. Cambridge, 1980.
Miles, Jonathan. *The wreck of the Medusa: The most famous sea disaster of the nineteenth century*. New York, 2007.
Moitessier, Bernard. *Der verschenkte Sieg*. Bielefeld, 2016.

Nadel, Ethan R. *Problems with temperature regulation during exercise*. New York, 1977.
Nicogossian, Arnauld, Carolyn Leach Huntoon und Sam L. Pool. *Space physiology and medicine*. Philadelphia, 1989.

Oberg, James E. und Alcestis R. Oberg. *Pioneering space*. New York, 1986.
Olson, Steve. *Herkunft und Geschichte des Menschen: Was die Gene über unsere Vergangenheit verraten*. Berlin, 2003.

Pandolf, Kent B., Michael N. Sawka und Richard R. Gonzalez. *Human performance physiology and environmental medicine at terrestrial extremes*. Indianapolis, 1988.

Parsons, Ken. *Human thermal environments.* London, 2003.
Payer, Peter. *Hungerkünstler: Eine verschwundene Attraktion.* Wien, 2002.
Piantadosi, Claude A. *The biology of human survival Life and death in extreme environments.* Oxford, 2003.
Pollmer, Udo (Hrsg.). *Opium fürs Volk. Natürliche Drogen in unserem Essen.* Reinbek, 2012.
Poljakow, Valeri. «Setting the record. Fourteen months aboard MIR was dream mission for Polyakov.» In: *Rocketstem.org* 9.2.2015 (https://www.rocketstem.org/2015/02/09/russian-cosmonaut-valeri-polyakov-spent-record-breaking-14-months-aboard-mir-space-station-in-1990s/)

Rahmann, Hinrich und Karl A. Kirsch (Hrsg). *Mensch – Leben – Schwerkraft – Kosmos: Perspektiven biowissenschaftlicher Weltraumforschung in Deutschland.* Stuttgart, 2001.
Reeves, John T. und Robert F. Grover (Hrsg.). *Attitudes on altitude: Pioneers of medical research in Colorado's high mountains.* Boulder, 2001.
Reichholf, Josef H. *Warum die Menschen sesshaft wurden: Das größte Rätsel unserer Geschichte.* Frankfurt am Main, 2008.
Rodin, Judith. *The resilience dividend: Being strong in a world where things go wrong.* New York, 2014.
Rose, Michael R. *Evolutionary biology of aging.* New York / Oxford, 1991.
Rowell, Loring B. *Human cardiovascular control.* New York, 1993.

Salk, Jonas. *The survival of the wisest.* New York, 1973.
Schellnhuber, Hans J. *Selbstverbrennung: Die fatale Dreiecksbeziehung zwischen Klima, Mensch und Kohlenstoff.* München, 2015.
Schmidt-Nielsen, Knut. *Animal physiology.* New York, 1990.
Schmidt, Robert, Florian Lang und Manfred Heckmann. *Physiologie des Menschen.* Berlin, 2010.
Shayler, David J. und Ian A. Moule. *Women in space: Following Valentina.* Chichester / London, 2005.
Siebert, Al. *The survivor personality.* New York, 1996.
Simpson, A. W. Brian. *Cannibalism and the common law: The story of the tragic last voyage of the Mignonette and the strange legal proceedings to which it gave rise.* Chicago / London, 1984.
Solschenizyn, Alexander. *Der Archipel Gulag I.* Frankfurt am Main, 2008.

Southwick, Steven M. und Dennis S. Charney. *Resilience – The science of mastering life's greatest challenges.* New York, 2018.
Speckmann, Erwin-Josef, Jürgen Hescheler und Rüdiger Köhling. *Physiologie.* München, 2015.
Steck, Ueli. «Ich habe erlebt, wie einer in der Höhe verreckt». In: *Der Tagesspiegel* 11.7.2015 (https://www.tagesspiegel.de/gesellschaft/extrembergsteiger-ueli-steck-ich-habe-erlebt-wie-einer-in-der-hoehe-verreckt/12041454-all.html)
Stephan, Kurt. *Schlaf und Zivilisation. Epidemiologie der Schlafstörungen.* Berlin, 1992.
Stockdale, James. *A Vietnam experience: Ten years of reflections.* Stanford, 1984.
Svoboda, Elizabeth: *What makes a hero? The surprising science of selflessness.* New York, 2013.

Tipton, Charles M. (Hrsg.). *Exercise physiology: People and ideas.* Oxford, 2003.
Troebst, Cord-Christian. *Auf Wunder ist kein Verlass: Das Abenteuer des Überlebens.* Düsseldorf, 1983.
Tuckey, Harriet. *Everest: The first ascent. The untold story of Griffith Pugh, the man who made it possible.* London, 2014.

USAF Surgeon General. *German Aviation Medicine World War II.* Vol. 1 und 2. Washington, 1950.

Vakoch, Douglas A. (Hrsg.). *On orbit and beyond. Psychological perspectives on human spaceflight.* Berlin / Heidelberg, 2013.

Ward, Michael, James S. Milledge, Andrew Luks und John B. West. *High altitude medicine and physiology.* London, 1989.
Weathers, Beck und Stephen G. Michaud. *Left for dead: My journey home from Everest.* London, 2015.
Weiss, Eric A. und Douglas G. Sward (Hrsg.). *Wilderness and environmental medicine. Emergency medicine in clinics of North America.* Vol. 3.2. Philadelphia, 2017.
West, John B. *High life: A history of high-altitude physiology and medicine.* New York, 1998.

Wever, Rütger. *The circadian system of man: Results of experiments under temporal isolation.* New York, 1979.
Wittmann, Marc. «The inner sense of time.» In: *Philosophical Transactions of the Royal Society London B: Biological Science* 364 (2009), 1955–1967.
Wittmann, Marc. «Die Neuropsychologie der Zeit – Kognitive und emotionale Modulatoren der zeitlichen Erfahrung.» In: *Zeitschrift für Medizinische Psychologie* 18 (2009), 28–39.
Wittmann, Marc. «Wie entsteht unser Gefühl für die Zeit.» In: *Spektrum.de* vom 22.9.2014.

Young, Ed. *I contain multitudes: The microbes within us and a grander view of life.* London, 2016.

Zulley, Jürgen und Barbara Knab. *Unsere innere Uhr.* Freiburg, 2000.
Zuntz, Nathan und William August Ernst Friedrich Schumburg. *Studien zu einer Physiologie des Marsches.* Berlin, 1901.
Zuntz, Nathan, Adolf Loewy und Franz Carl Müller. *Höhenklima und Bergwanderungen in ihrer Wirkung auf den Menschen.* Berlin/Leipzig/Wien/Stuttgart, 1906.

DANKSAGUNG

Zunächst möchte ich Luise, meiner Frau, danken. Sie hat kritisch, unnachgiebig, hilfsbereit und ausgesprochen liebevoll das gesamte Projekt von Anfang an begleitet. Meiner Agentin Dr. Frauke Jung-Lindemann für das richtige Gespür, dass das Thema etwas werden könnte. Dr. Moritz Schuller vom Rowohlt Verlag danke ich für die hervorragende Zusammenarbeit und vor allem für seine Geduld. Den Grafikerinnen Johanna Willke und Mona Leinung für die anregenden Diskussionen und ganz eigenen Gedanken zur Umsetzung des Themas. Allen kann ich hier nicht danken. Stellvertretend möchte ich hier einige Personen nennen und mich hiermit bereits bei all jenen entschuldigen, die ich nicht genannt habe: die «Dahlemer Mittagsrunde» – Prof. Karl Kirsch, Prof. Hans Georg Baumgarten und Dr. Klaus Rockel. Dann Prof. Claus Behn und Prof. Lothar Roecker sowie mein Team am Institut für Physiologie. Hier vor allem danke ich meiner sehr umsichtigen und ausgesprochen genauen Institutssekretärin Felicitas Kern und meinen zum Teil langjährigen Mitarbeiterinnen und Mitarbeitern auf wissenschaftlicher Ebene Katharina Brauns, Dorothée Grevers, Dr. Martina Maggioni, Dr. Oliver Opatz, Stefan Mendt, Alain Riveros, Dr. Mathias Steinach, Dr. Alexander Stahn, Dr. Andreas Werner und Annika Werner sowie auf technischer Seite Brigitte Bünsch, Bärbel Himmelsbach, Björn Hoffmann und Sylvia Plog. Besonderer Dank gilt auch den Mitgliedern des Zentrums für Weltraummedizin und extreme Umwelten, hier stellvertretend Prof. Dieter Blottner, Prof. Dieter Felsenberg, Prof. Helmut Habazettl und ihren Teams. Außerdem danke ich Gabriele «Mucki» Ribbentrop, Evelyn Klages, Dr. Sabine Kolbe-Henniges, Dr. Renate Ronge für gnädige Blicke ins erste Manuskript. Der deutschen Agentur für Luft- und Raumfahrt, speziell Dr. Peter Gräf, Dr. Markus Braun und Dr. Christian Rogon, danke ich für die finanzielle Unterstützung zahlreicher Forschungsvorhaben auf der Erde und im All, der Deutschen Forschungsgemeinschaft für die Förderung so aktueller Themen wie Klimawandel und Gesundheit in der Sub-Sahara Afrikas oder so exotischer wie der Paläophysiologie, dem Deutschen Akademischen Austauschdienst und dem High-End Foreign Experts Recruitment Program der Volksrepublik China für die finanzielle Unterstützung von verschiedenen Gastprofessuren in Südamerika und Asien. Nicht zuletzt danke ich der Charité Universitätsmedizin Berlin und ihren Studentinnen und Studenten im Modellstudiengang für den stetigen, hinterfragenden Gedankenaustausch. Ein Engagement und Interesse, das letztlich in der Medizinerausbildung an der Charité zur Etablierung eines neuen Moduls geführt hat: M24 «Der Mensch in extremen Umwelten».